LA PNL

Dans la même collection

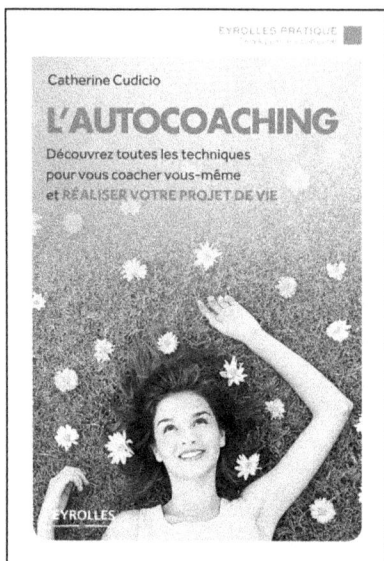

Catherine Cudicio

L'AUTOCOACHING

Découvrez toutes les techniques
pour vous coacher vous-même
et RÉALISER VOTRE PROJET DE VIE

EYROLLES PRATIQUE

EYROLLES

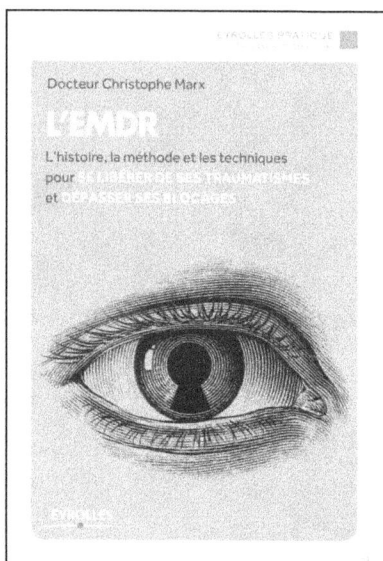

Docteur Christophe Marx

L'EMDR

L'histoire, la méthode et les techniques
pour SE LIBÉRER DE SES TRAUMATISMES
et DÉPASSER SES BLOCAGES

EYROLLES PRATIQUE

EYROLLES

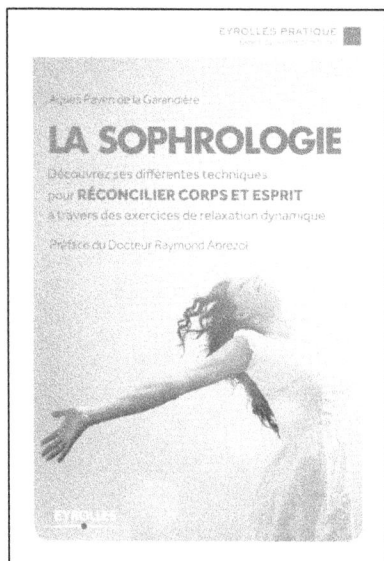

Alques Payen de la Garanderie

LA SOPHROLOGIE

Découvrez ses différentes techniques
pour RÉCONCILIER CORPS ET ESPRIT
à travers des exercices de relaxation dynamique

Préface du Docteur Raymond Abrezol

EYROLLES PRATIQUE

EYROLLES

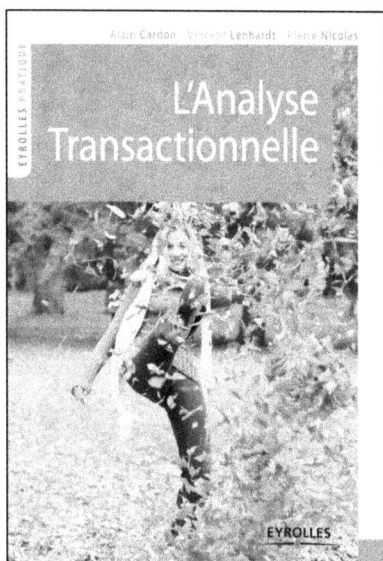

Alain Cardon   Vincent Lenhardt   Pierre Nicolas

L'Analyse Transactionnelle

EYROLLES PRATIQUE

EYROLLES

Catherine Cudicio

LA PNL

Douzième tirage 2015

EYROLLES

Éditions Eyrolles
61, bd Saint-Germain
75240 Paris Cedex 05
www.editions-eyrolles.com

Mise en pages : Compo Méca

Cet ouvrage a fait l'objet d'un reconditionnement à l'occasion de son onzième tirage (nouvelle couverture et nouvelle maquette intérieure).
Le texte reste inchangé par rapport au tirage précédent.

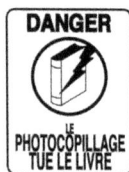

SOMMAIRE

AVANT-PROPOS

La liberté de choisir sa vie

Outil de communication et de développement personnel, la *PNL* offre des méthodes accessibles à tous pour mieux se connaître, s'épanouir et mieux gérer les difficultés relationnelles. Depuis plus de trente ans, la PNL a fait ses preuves et conquis un vaste public, grâce à son efficacité remarquable et à la clarté de ses techniques. La PNL s'est construite sur les bases de la *psychologie*, la *psychothérapie*, la *communication* et l'*anthropologie*. Elle rassemble une synthèse des découvertes les plus remarquables, sous forme de techniques applicables à de nombreuses situations personnelles et professionnelles.

Au fil de ces pages, vous allez apprendre à observer avec une précision inégalée, à développer votre intuition et votre sens de l'adaptation. Vous apprendrez aussi, étape par étape, à mettre en pratique les techniques les plus intéressantes pour comprendre vos difficultés et atteindre vos buts de développement personnel.

Les situations que chacun vit et gère au quotidien ne sont ni simples, ni faciles. La PNL prend ses sources dans l'observation des situations de communication et ses réponses reflètent nécessairement la complexité des expériences. Le lecteur familiarisé avec les sciences humaines ou le développement personnel trouvera facilement ses repères ; pour ceux qui débutent, ou cherchent à s'informer, nous leur recommandons d'effectuer les exercices et de se référer au lexique.

Réussir sa vie n'est pas le fruit du hasard, mais exige des choix vraiment adaptés et personnalisés. La liberté de choisir sa vie demande un réel investissement personnel, il faut apprendre à se connaître et à se sentir à l'aise dans les situations relationnelles. Les outils puissants et fiables de la PNL, assortis d'un peu d'assiduité, vous permettront d'atteindre facilement ces objectifs.

Comment utiliser l'ouvrage ?

Chaque section comprend :

- un exposé du sujet présenté, les points importants sont rédigés en gras ;
- des exemples pratiques ;
- des exercices qui peuvent êtres effectués seul, à deux ou trois personnes ; l'indication SOLO, DUO ou TRIO le précise alors.

Vous disposez également :

- d'un lexique des termes utilisés en PNL et de certains mots utilisés en psychologie ; ils sont indiqués en italique la première fois qu'ils apparaissent dans le texte ;
- d'une bibliographie ;
- d'un index des exercices.

INTRODUCTION

À lire avant de commencer !

Une définition précise de la PNL

Le sigle PNL est l'abréviation de programmation neurolinguistique (en anglais NLP, *neurolinguistic programming*).

Si l'on vous pose la question :

– « Au fait, c'est quoi la PNL ? »

Vous pouvez répondre sans risque d'erreur : « C'est de la psychologie appliquée ! »

La PNL consiste en l'étude des réalités psychologiques individuelles et l'élaboration de moyens d'observation, de codification et d'action. Autrement dit, on observe les comportements, on relève des régularités, on tente ensuite de classer les observations et d'élaborer des stratégies adaptées aux difficultés qu'on rencontre.

À noter

Le terme « programmation » fait référence à la comparaison entre l'ordinateur et le cerveau qui crée et applique des « programmes » de comportements. Ce terme désigne les processus dynamiques de perception et de représentation sensorielle, d'organisation de la pensée et les comportements.

Le terme « neurolinguistique » concerne la prise en charge par le système nerveux des informations sensorielles et leurs manifestations dans le langage et le comportement.

Sous la métaphore informatique se cache un puissant outil d'observation et d'intervention. L'extrême complexité du cerveau et celle des réalités psychologiques peuvent être comprises plus facilement, si on les compare à un ordinateur. La PNL s'intéresse à la manière dont nous captons les informations dans notre environnement, puis à ce que nous en faisons. La PNL effectue une lecture de notre vécu et de nos différences personnelles observables dans nos comportements. Cette lecture cherche plus à décrire qu'à interpréter. La PNL observe des faits et met en évidence ce qui les relie logiquement, c'est-à-dire le « programme ». À l'inverse de nombreuses méthodes qui explorent les causes invisibles d'un problème pour y puiser des explications, la PNL trouve des ressources utiles dans les manifestations visibles et l'expérience personnelle. La PNL a pour ambition d'aider les personnes à trouver en elles-mêmes les moyens d'atteindre leurs objectifs.

Un peu d'histoire

En 1972, à l'université de Santa Cruz (Californie), Richard Bandler, psychologue, et John Grinder, linguiste, se rencontrent et mettent en commun leurs savoirs et expériences, pour élaborer ce qui deviendra la PNL.

Deux principales sources de référence forment le paysage conceptuel :

- les travaux des chercheurs appartenant au groupe de l'école de Palo Alto[1] , regroupant des spécialistes de la communication et des sciences humaines : Gregory Bateson, philosophe et anthropologue, Paul Watzlawick, psychiatre, Edward. T Hall, *ethnologue* ;
- le travail de psychothérapeutes célèbres, notamment les psychiatres Fritz Perls (inventeur de la *Gestalt*) et Milton Erickson[2], pour son utilisation très personnelle de l'*hypnose*.

Les fondateurs de la PNL, Richard Bandler et John Grinder, travaillent sur le thème de l'*excellence* dans la communication et explorent différents types de situations pour repérer leurs caractères communs. Ils partent du principe qu'il est possible de mettre

---

1. Yves Wikin, dans son livre *La Nouvelle Communication* (voir bibliographie), présente le mouvement de pensée qui a pris le nom « d'école de Palo Alto » et sert de référence à de nombreuses approches de psychothérapie et de développement personnel.
2. L'hypnose ericksonnienne.

à jour les caractéristiques produisant l'excellence dans diverses situations de communication. Pour Bandler et Grinder, l'excellence se mesure en fonction du résultat obtenu, de son adéquation à l'objectif recherché et de l'économie des moyens mis en œuvre. La psychothérapie devient bientôt leur principal champ d'investigation, car elle permet de produire des changements de comportement parfois très importants. Ils en mesurent alors l'excellence, selon l'atteinte d'objectifs clairement définis et la rapidité des résultats.

Grâce à l'observation minutieuse d'innombrables enregistrements vidéo, ils parviennent à mettre en évidence des éléments constants dans toute situation de communication efficace.

Des modèles d'efficacité vont bientôt apparaître, ils seront appliqués à la psychothérapie, au développement personnel, mais aussi à des contextes très différentes : relations parentales, éducation, enseignement, *management*, vente, négociation, etc.

Les points de départ

L'observation

Examinons comment nous comprenons, en PNL, la réalité psychologique. L'idée, c'est que **notre premier contact avec toute expérience est sensoriel** : nous voyons, entendons, sentons ce qui nous entoure, sans oublier nos propres sensations. Le système nerveux prend en charge ces informations, les identifie et nous permet de leur donner un sens. Avec ces informations, nous allons réagir à la situation par notre comportement, à la fois verbal et non verbal.

Bandler et Grinder insistent beaucoup sur les immenses possibilités *cognitives* de chaque être humain qui, pour continuer avec la métaphore informatique, va pouvoir « programmer » son cerveau et produire des comportements en réponse aux situations qu'il traverse. La PNL affirme donc que nous pouvons apprendre à nous adapter, mais que nous avons aussi tendance à répéter les mêmes « programmes », même s'ils ne sont pas satisfaisants, car il est plus facile de refaire quelque chose que l'on connaît plutôt que d'innover. La tâche à accomplir consiste à repérer les « programmes » inadaptés, découvrir ce qui ne marche pas et créer les conditions nécessaires pour pallier ce *dysfonctionnement*.

Lorsque nous explorons l'expérience de quelqu'un, nous cherchons à éclaircir cinq éléments :

L'observation du **comportement extérieur** (gestes, postures, rythmes, voix, etc.) fournit une masse d'informations, quand on a appris à les identifier.

L'*état intérieur*, c'est ce que la personne éprouve au moment où elle vit l'expérience. On accède à cette information par des questions telles que « Que ressentez-vous ? », « Quel est votre sentiment ? ».

Les *processus internes*, c'est-à-dire la façon dont la personne traite les informations, que ce soit ou non conscient. Ce sont les processus internes qui donnent un sens à l'expérience. On y accède aussi par le questionnement, « Que se passe-t-il en vous lorsque vous vivez cette expérience ? », et par l'observation du comportement non verbal qui accompagne la réponse.

Les *critères* forment souvent la base des enjeux dans une situation donnée. Ils représentent ce que la personne considère comme important dans l'expérience qui se déroule. On accède à ces critères en posant des questions telles que « Qu'est-ce qui est vraiment important pour vous dans cette situation ? ».

Les *croyances* sont plus difficiles à identifier car elles demeurent inconscientes, bien qu'elles soient le véritable lien logique entre les choix ou les comportements. Mais il ne faut pas les confondre avec les croyances religieuses ou idéologiques, dont on suppose qu'elles ont fait l'objet d'un choix conscient. Les croyances considérées en PNL constituent le cadre de référence dans lequel s'organisent toutes les décisions quelle que soit leur importance. On accède aux croyances en explorant plusieurs expériences dans différents contextes, ce qui permet de trouver les points communs et les liens logiques qui y conduisent.

Critères

```
        ┌─────────────────────────┐
        │ Comportement extérieur  │
        └─────────────────────────┘

  ┌──────────────┐
  │ État intérieur │
  └──────────────┘

               ┌─────────────────────┐
               │ Processus internes  │
               └─────────────────────┘
```

Croyances

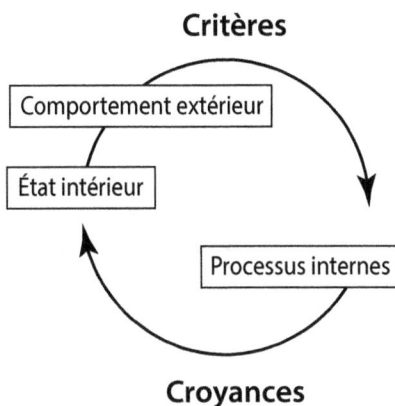

Le schéma ci-dessus illustre les cinq éléments d'étude et d'observation en PNL : comportement extérieur, état intérieur, processus internes sont étroitement liés les uns aux autres. On ne peut agir sur l'un d'entre eux sans affecter les deux autres. Si l'on modifie le comportement extérieur, cela agit sur l'état intérieur et les processus internes.

Ces trois éléments constituent l'essentiel de l'expérience, ils se mettent en œuvre dans le cadre de référence formé par les critères et les croyances. On ne perd jamais de temps à observer attentivement, bien au contraire. Richard Bandler rappelle souvent que « *La PNL, c'est 95 % d'observation et 5 % d'action !* ».

Les *présupposés* de la PNL

Communiquer avec efficacité, atteindre l'excellence en communication, c'est obtenir l'objectif fixé : la PNL a étudié le « comment » de l'excellence et propose un ensemble de modèles et de techniques permettant de la décrire et surtout de la mettre en œuvre !

Cependant, la PNL ne détient aucune vérité, n'exclut aucune autre démarche de psychologie appliquée, mais les complète utilement. Bandler et Grinder ont étudié différentes méthodes, pour n'en retenir que les constantes répondant à leurs critères d'efficacité.

Ni philosophie, ni idéologie, la PNL est un ensemble de connaissances qui nous rend plus attentifs et facilite la vie et les relations avec les autres. La PNL se fonde sur des données observables et quelques hypothèses susceptibles d'évoluer, ce qui doit nous inciter à conserver un certain recul critique.

La PNL considère les personnes avant tout comme des êtres capables de s'adapter et de communiquer. Les présupposés essentiels sont au nombre de trois. **Tout être humain possède les ressources nécessaires pour atteindre ses objectifs.**

À noter

La PNL admet comme présupposé de départ que le « câblage neuronal » de base, c'est-à-dire les dispositifs neurologiques, serait équivalent pour tous. Si tout le monde ne développe pas ce potentiel de la même façon, c'est en raison des conditions psychologiques, relationnelles et sociales, différentes pour chaque individu.

Dans certaines présentations un peu simplistes et hélas trop fréquentes de la PNL, on affirme qu'il suffit d'observer attentivement un comportement, pour en extraire le « programme », l'enseigner à son cerveau pour qu'ensuite il figure dans la palette des choix… Ainsi, on pourrait apprendre instantanément des savoirs que d'autres ont mis des années à acquérir ! Jouer du piano, pratiquer un sport, parler une langue étrangère, avec une totale maîtrise… C'est une façon très mécanique de comprendre les réalités individuelles.

En fait, nous sommes tous uniques, même si nous possédons au départ des données à peu près équivalentes, et chacun de nous possède sa propre représentation du monde. Au cours du développement, chacun acquiert une personnalité particulière faite de traits de caractère, d'aptitudes en certains domaines et de difficultés dans d'autres. Certains auteurs, comme Anthony Robbins, réfutent cette idée. Robbins prétend en effet qu'il suffit de la volonté et de s'en donner les moyens pour atteindre n'importe quel objectif. Le célèbre Émile Coué, l'auteur de la méthode qui porte son nom (se convaincre soi-même pour arriver aux résultats souhaités), l'avait dit bien avant lui !

Nous préférons penser qu'il y a diversité de personnes et de ressources. Quelqu'un qui met toute son énergie à obtenir un but mobilise des *ressources* souvent insoupçonnées jusqu'alors.

Quand on se concentre sur son but, on a tendance à considérer les difficultés ou les échecs comme des étapes nécessaires, mais non comme des obstacles infranchissables. C'est le cas notamment de certains hommes politiques qui, battus à maintes reprises, voire désavoués par leur camp, ont continué de croire qu'un jour ils seraient élus pour de bon.

Le psychiatre et psychanalyste Fritz Perls, inventeur de la *gestalt-thérapie*, a beaucoup inspiré les fondateurs de la PNL. Perls a dû toutefois attendre d'avoir 75 ans pour que la valeur de ses travaux soit enfin reconnue ; il ne s'est pourtant jamais découragé d'explorer la voie qu'il avait choisie.

Toutes les techniques de la PNL prennent leur origine dans des comportements observés, vous y reconnaîtrez donc des façons d'agir dont vous avez déjà expérimenté l'efficacité dans votre vie : intuition, flair, talent, instinct. La différence, c'est que la PNL explique comment cela fonctionne, pour construire ensuite des *modèles* efficaces aisément disponibles.

Si l'on accepte l'hypothèse des ressources présentes en chacun de nous, on comprend qu'il est désormais possible d'utiliser toutes ses possibilités.

À noter

En PNL, on admet généralement que tous les comportements ont un but d'adaptation.

C'est d'ailleurs pour cette raison qu'ils peuvent servir de ressource selon les contextes. Les difficultés surgissent quand, face à une situation, nous utilisons un comportement mal adapté, inefficace ou qui produit un *résultat non désiré*. Quand on est angoissé, cela produit des comportements d'évitement, de fuite, de peur, d'agressivité ou un subtil mélange de tout cela. Si l'on considère ces comportements sous l'angle de l'adaptation, il apparaît clairement qu'ils sont destinés à « protéger » la personne en lui permettant de prendre ses distances vis-à-vis de la situation. Quand on a compris cela, il devient possible de mettre au point une stratégie : par exemple, identifier les occasions de stress et s'y préparer ; on récupère ainsi la possibilité de choisir. La plupart des difficultés psychologiques peuvent se lire comme une absence de choix, mais, dès l'instant où l'on a compris que tous nos comportements peuvent avoir une utilité et servir de ressource, on peut récupérer sa liberté de décision.

À noter

En PNL, nous reprenons la phrase du linguiste Alfred Korsysbsky : « La carte est différente du territoire qu'elle représente. »

Pour Korsysbsky, la plupart des difficultés dans les relations humaines venaient de ce que les gens confondaient la carte et le territoire et, plus précisément, les mots avec les choses qu'ils désignaient. On croit agir sur la réalité, en fait, c'est seulement sur une représentation de celle-ci, qui forme notre « *carte du réel* » individuelle.

À noter

En PNL, nous posons que chacun possède sa propre carte du monde et qu'il s'y réfère pour toutes ses décisions, ses choix et ses comportements.

Les problèmes relationnels seront donc compris comme des conflits entre représentations du monde différentes, voire incompatibles : ce qui est vrai pour l'un est faux pour l'autre ! L'attitude de la PNL consiste alors à explorer ce qui caractérise les différentes cartes du monde, à trouver points communs et terrains d'entente, avant d'établir des liens permettant de mieux communiquer.

Quand on est conscient des particularités de sa propre carte de la réalité, on devient plus tolérant car on relativise ses positions. Il est alors possible de venir en aide aux autres de façon vraiment efficace car, au lieu d'imposer ses solutions, on les incite à découvrir et à mettre en œuvre les leurs.

Il en découle que nous comprenons mieux ce qui nous est déjà familier. C'est pourquoi, si nous voulons communiquer et être bien compris, il nous faut utiliser des codes compatibles avec la carte du monde de nos interlocuteurs. Dès l'Antiquité, les philosophes Platon et Aristote préconisaient de s'adresser aux gens en se servant de leur propre vocabulaire ; pour entrer facilement en contact avec les autres, il est indispensable de s'adapter au contexte relationnel et de faire preuve de souplesse.

Ceci s'explique facilement car, chaque fois qu'un fait nouveau se présente, on cherche à le relier à quelque chose de déjà connu pour le comparer, trouver des points de repère et organiser son comportement. Cette tendance à aller toujours vers le plus facile, le déjà connu, peut aussi nous jouer de mauvais tours. C'est le cas par exemple lorsqu'on apprend une langue et qu'on déduit le sens de certains mots en raison de leur ressemblance avec le vocabulaire familier de sa propre langue : on appelle « faux amis » ces mots dont le sens est différent de celui qu'on croit connaître. Cette tendance se manifeste aussi à la base des généralisations, comme nous allons l'étudier plus loin.

Enfin, la pratique de la PNL pose que si, dans une situation de communication, nous changeons notre comportement, celui des autres acteurs change aussi. Ainsi, nous devons admettre avant de commencer que nous ne changerons pas les autres, mais que **toute modification de notre propre comportement aura une influence.**

La présentation de ces informations vous permet de comprendre pourquoi on classe généralement la PNL dans des démarches de psychologie :

- **comportementaliste,** car la PNL s'intéresse d'abord aux comportements et privilégie le « comment » au « pourquoi » ;

- **cognitive**, car la PNL postule que l'être humain peut apprendre les connaissances dont il a besoin pour s'accomplir et mieux communiquer ;
- **systémique**, car la PNL étudie les gens dans leur ensemble et dans leur environnement.

Récapitulons...

Dans cette partie, vous avez découvert :
- la définition de la PNL ;
- ses hypothèses de travail ;
- le nom de ses fondateurs.

UN MONDE SENSORIEL : LE VAK

Au programme

- La carte n'est pas le territoire
- La notion de choix
- L'outil de base : la perception sensorielle
- Les systèmes de représentation sensorielle
- Les clés d'accès visuelles : les messages du regard
- Observer les stratégies
- Le calibrage

Les représentations sensorielles sont à la PNL ce que l'eau est au poisson ! En effet, tout commence par les sens... Dans ce chapitre, vous allez découvrir votre préférence sensorielle, comment l'utiliser et comment identifier celle des autres.

La carte n'est pas le territoire

Ne confondez pas la carte avec le territoire !

Le présupposé présenté plus haut (voir page 18) signifie que nous n'agissons pas directement sur la réalité, mais sur une représentation de celle-ci : notre carte du monde. Cette représentation diffère de la réalité à la manière d'un reflet de celle-ci, qui rappelle le mythe de la caverne de Platon. Ce philosophe, qui vécut à Athènes de 427 à 347 av. J.-C., expliquait que nous étions comme des prisonniers au fond d'une caverne : incapables de voir le monde extérieur dans sa réalité, nous n'en percevions que les ombres et celles-ci nous tenaient lieu de réalité ! Cette métaphore permet d'expliquer deux points essentiels : notre perception sensorielle nous fournit des informations seulement partielles dont nous nous servons pour élaborer notre représentation du monde ; notre carte de la réalité diffère non seulement de ce qu'elle représente, mais encore plus de celle des autres. C'est pourquoi nous avons le sentiment qu'il est très difficile de communiquer avec certaines personnes.

Quand il y a un partage (culture, génération, métier, goûts, expériences, intérêts), il est plus facile de trouver des points communs entre les cartes, mais il y a parfois des abîmes entre celles-ci : le même événement peut être compris et vécu de façon complètement opposée. Voici un exemple pris dans la vie quotidienne.

À chacun sa carte de la réalité

Sébastien adore le marché du samedi, c'est une sorte de rituel du week-end. Il prend le temps de choisir, de bavarder avec des voisins, d'échanger parfois des recettes. Marine a horreur de cela, elle trouve que c'est du temps perdu. Quand elle fait les courses, elle essaie d'aller très vite, en oublie les trois quarts, ce qui augmente encore sa mauvaise humeur.

Différents vécus du même événement   SOLO

Cherchez un exemple d'expérience de la vie quotidienne que vous appréciez, tandis que l'un de vos proches le déteste. Répondez aux questions :
• Qu'est-ce que cela représente pour moi ?
• En quoi est-ce différent pour lui (elle) ?

Notre façon de percevoir la réalité peut nous induire en erreur, nous conduire à des témoignages certes sincères mais contestables. Tout se passe comme si chacun voyait une image différente de cette réalité. Le phénomène est bien connu, car on sait que les témoignages ne valent que lorsqu'ils coïncident.

Pour tenter d'être objectif, il ne suffit pas de décrire ce que l'on voit mais de préciser quelle sorte de lunettes on porte pendant l'observation ! Pour gagner en précision, il nous faut connaître les principaux éléments qui servent à bâtir notre représentation de la réalité, c'est-à-dire notre perception, nos représentations sensorielles et, bien entendu, nos propres présupposés, critères et croyances qui influencent nos évaluations. Force est de constater que ces informations sont rarement disponibles ! Voici un petit problème de déduction.

Petit problème de déduction — SOLO

Monsieur X qui n'a pas de montre donne rendez-vous à madame Y à quatre heures dans un jardin public. Quand elle arrive, il lui fait remarquer qu'elle est en retard.
– Si vous étiez monsieur X, comment feriez-vous pour pouvoir affirmer cela ?

Le but de cet exercice n'est pas de trouver une solution compliquée mais de prendre conscience du registre sensoriel de l'information qui semble pertinente. Quand plusieurs personnes assistent à un événement, elles n'en retiennent pas les mêmes éléments, leurs souvenirs peuvent varier, et cela d'autant plus qu'elles ont opéré une sélection sensorielle. Voici un exemple de sélection des informations sensorielles.

Sélection des informations sensorielles

Un piéton a été bousculé par un adolescent pressé naviguant à toute allure sur ses rollers. Vous enquêtez pour savoir ce qui s'est passé et quand c'est arrivé. Vous posez la question suivante : « Quelle heure était-il quand vous avez assisté à l'incident ? » Voici les réponses obtenues :
– « Il était midi, j'en suis sûre, j'ai entendu la sonnerie. »
– « J'ai regardé ma montre, il était midi. »

– « Il était midi, je sortais du bureau. J'ai toujours un petit creux à cette heure-là. »

Vos témoins n'étant ni sourds, ni aveugles, vous vous doutez que la personne qui a regardé l'heure a aussi entendu sonner l'heure et avait peut-être également un petit creux. La différence, c'est qu'elle ne sélectionne qu'une seule information sensorielle pour étayer son affirmation et lui donner une validité.

Encore un exercice sur la sélection des informations.

Au secours ! Je suis perdu(e) ! **SOLO**

Étape 1 Vous vous promenez dans un endroit que vous connaissez mal et, brusquement, vous réalisez que vous vous êtes perdu :
- Comment savez-vous que vous vous êtes perdu ?
- Quels sont les éléments d'information présents autour de vous qui vous prouvent que vous vous êtes égaré ?

Étape 2
- Comment avez-vous l'intention de faire pour retrouver votre chemin ?
- Comment saurez-vous que vous avez retrouvé votre chemin ?
- Quels seront les éléments d'information présents autour de vous qui pourront vous le prouver ?

Soyez très attentifs aux informations sensorielles, car elles vont vous faire prendre conscience de vos propres points de repère (espace, temps) et du mode sensoriel qui a valeur de référence pour vous. Faites-vous plus confiance à ce que vous voyez, entendez ou sentez ?

Les cartes de la réalité individuelle se construisent à partir d'une sélection d'informations sensorielles, perceptions et représentations. Puis elles se différencient, et de ces différences proviennent un grand nombre de difficultés de communication.

Cela se passe un peu comme si deux personnes, l'une munie d'une photo de la face nord et l'autre de la face sud de la même montagne, tentaient de la décrire à une troisième qui ne l'a jamais vue. Les deux personnes parlent bien de la même chose, mais elles possèdent à ce sujet des informations très différentes.

Voici maintenant un exercice pour comparer différentes cartes de la réalité.

Cet exercice comprend trois rôles : l'acteur, c'est la personne qui pose les questions, le sujet, c'est celle qui y répond et le témoin, c'est la personne qui observe.

Étape 1	L'acteur demande au sujet d'évoquer une expérience de la vie quotidienne (prendre le train, faire la vaisselle, ranger son bureau, etc.), suffisamment banale pour que le témoin la connaisse aussi. L'acteur lui demande précisément quelles informations sensorielles ont été perçues et retenues : « qu'avez-vous vu, entendu, ressenti ? »
Étape 2	Pendant que le sujet répond aux questions, le témoin note mentalement ce qu'il répondrait à ces questions.
Étape 3	Quand le témoin estime qu'il a assez d'informations, il expose en quoi il a perçu différemment l'expérience.
Étape 4	L'acteur récapitule en soulignant les similitudes et les différences entre le vécu de chacun.
Étape 5	Changez de rôle et reprenez les étapes de 1 à 4.

Chaque être est différent, chaque carte de la réalité diffère l'une de l'autre. Cela peut paraître évident à propos d'une personne issue d'une culture qui nous est totalement étrangère. En fait, c'est à peu près la même chose avec nos plus proches voisins !

Les conflits surgissent si l'on croit que l'autre possède et utilise la même carte que soi. On attend souvent de l'autre qu'il comprenne ce qu'on veut sans avoir besoin de le dire, parce qu'on croit qu'il réfléchit, pense et évalue comme on a coutume de le faire soi-même.

Même après avoir partagé une expérience identique, les acteurs en gardent des souvenirs individualisés. Même s'ils se souviennent parfaitement des grandes lignes, leur vécu personnel est parfaitement différencié.

Voici un exercice pour prendre conscience de la sélection des informations.

Étape 1 Regardez autour de vous :
- Combien de couleurs différentes voyez-vous ?
- Quelles formes pouvez-vous distinguer dans l'environnement où vous vous trouvez ?

Étape 2 Citez-les dans l'ordre où elles vous apparaissent.
Comparez votre expérience avec celle des personnes qui sont autour de vous.

Étape 3 Écoutez attentivement les bruits qui vous entourent :
- Lesquels entendez-vous ?

Faites le même travail que pour les couleurs et les formes.

Étape 4 Essayez de sentir la position de votre corps :
- Quelles sensations éprouvez-vous ?

La notion de choix

La construction d'un souvenir implique nécessairement des choix, même si, au moment de l'événement, toutes les informations ont été disponibles et perçues par nos sens. À l'arrivée, il y a eu sélection, seuls quelques éléments demeurent accessibles.

À chaque instant, nous effectuons, consciemment et inconsciemment, des choix parmi les informations perçues par nos sens et nous sélectionnons les seules pertinentes en fonction de l'objectif ou de l'action en cours. Si, par exemple, vous cherchez une direction dans une ville inconnue, vous centrez votre attention en priorité sur les panneaux indicateurs portant son nom ou une information à propos de cette direction, omettant simultanément de retenir d'autres informations qui ne sont pas pertinentes au regard de cet objectif.

Même si vous décidez de vous promener simplement pour le plaisir, vous ne retenez que quelques informations parmi toutes celles qui vous parviennent !

Dans une situation de communication, si nous croyons que l'autre fonctionne comme nous, nous allons sélectionner certaines informations pertinentes dans notre modèle du monde, ce qui va nous empêcher d'accéder à celui de l'autre. En fait, quand il y a incompréhension ou malentendus, cela devrait nous inciter à mieux explorer nos différentes représentations du réel et les sélections d'informations que nous avons mises en place. Une observation attentive permet, dans la plupart des cas, de prendre conscience du « comment » de notre pensée : quel chemin avons-nous pris pour arriver à telle décision, puis, munis de cette information, nous pouvons porter une attention plus précise à nos interlocuteurs, comprendre leur façon de penser. **La PNL s'intéresse toujours davantage au « comment » qu'au « pourquoi ».** Ce ne sont pas les bonnes raisons qui apportent des solutions aux difficultés. En revanche, identifier le « comment » d'un problème, oblige à travailler sur des faits et il devient plus facile de préciser les ressources nécessaires à sa résolution.

L'outil de base : la perception sensorielle

Sans cesse assaillis par de multiples messages s'adressant à nos sens, il nous faut effectuer un tri pour ne retenir que le nécessaire. Nous disposons en permanence de toutes les informations sensorielles, mais il semble que la préférence soit donnée à l'une ou à l'autre. Grâce à cette sélection des informations sensorielles, s'élabore une représentation du monde qui va servir de référence à nos choix et à nos comportements. Il est en effet beaucoup plus économique et rapide de se servir d'une petite carte qui ne contient que l'essentiel au lieu de déployer une mappemonde qui serait peut-être plus précise, mais qui ralentirait considérablement les processus de décision. Dans la vie quotidienne, nous utilisons de préférence le « modèle réduit » !

À noter

Nous disposons de cinq sens : la vue, l'ouïe, le toucher, le goût et l'odorat – ces deux derniers étant deux versions très voisines du même sens. Nos sens nous permettent de recueillir des informations sur ce qui nous entoure et sur ce que nous ressentons. On admet généralement que nous recevons simultanément toutes les

informations sensorielles. Nous vivons dans un bain de perceptions sensorielles !
Mais nous ne sommes pas conscients de toutes ces informations à la fois... Par
exemple, quelqu'un qui dort entend les bruits environnants, mais ne se réveille qu'à
partir d'un certain seuil...

Quand on centre son attention sur quelque chose, une personne
à qui l'on s'adresse, un objet qu'on regarde, un problème auquel
on réfléchit, il semble alors qu'un seul type d'information sensorielle soit pris en compte consciemment. Autrement dit, nous ne
sommes conscients que d'un seul type d'information sensorielle
à la fois. Comme on peut passer très vite d'une source sensorielle
à une autre, cela donne l'impression d'une simultanéité, en fait, il
n'en est rien.

Ensuite, l'information transmise par les sens est codée sous forme
de représentations, c'est l'hypothèse de travail utilisée en PNL.
Ces *représentations sensorielles* forment les toutes premières différences caractéristiques d'une représentation du monde. La PNL
ne retient dans les représentations sensorielles que trois, parfois
quatre, catégories : **les représentations visuelles, auditives, kinesthésiques et parfois olfactives ou gustatives.**

Sous le terme « kinesthésiques » sont groupées les sensations tactiles,
les sensations en rapport avec les mouvements et la perception de
l'espace et les sensations-émotions, issues des perceptions internes.
Pour désigner ces représentations, on se sert de leurs initiales : *VAK*,
quelquefois *VAKO*, pour *Visuel, Auditif, Kinesthésique* et *Olfactif*. Ces
notions sont très importantes : elles seront présentes chaque fois que
nous devrons décrire avec précision un problème ou un objectif, le
VAK retiendra alors toute notre attention.

Il nous appartient maintenant d'apprendre à reconnaître nos
représentations sensorielles préférées. Il sera facile ensuite de
reconnaître celles des autres, puis d'établir une communication
plus efficace en nous laissant simplement guider par nos sens.

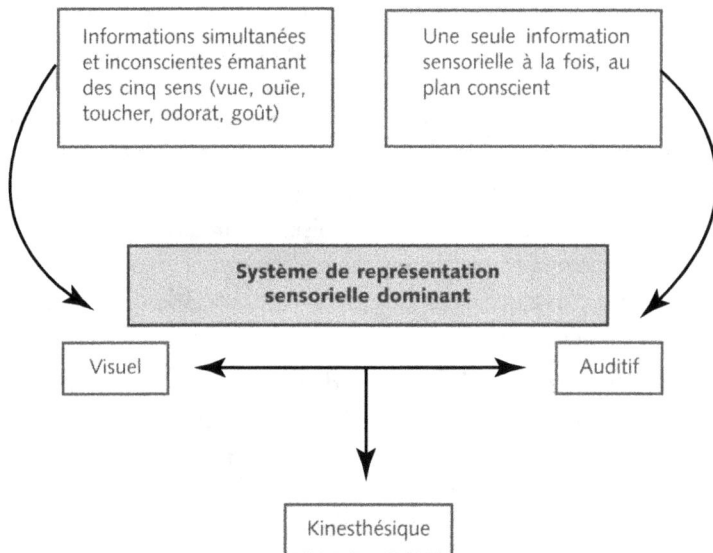

| Informations simultanées et inconscientes émanant des cinq sens (vue, ouïe, toucher, odorat, goût) | Une seule information sensorielle à la fois, au plan conscient |

Système de représentation sensorielle dominant

Visuel ← → Auditif

Kinesthésique

Les systèmes de représentation sensorielle

Quelle que soit la situation de communication, il y a toujours sollicitation d'une voie sensorielle. Parfois, faute d'utiliser le bon chemin sensoriel, nos arguments ne « passent pas » ! Il nous faut alors choisir de passer par la porte ouverte, plutôt que de tenter d'obliger les autres à emprunter notre voie personnelle.

À noter

La PNL définit ainsi trois principaux systèmes de représentation sensorielle : le système visuel ; le système auditif ; le système kinesthésique (le VAK).

Le système kinesthésique désigne les sensations tactiles, ainsi que les sensations liées aux sensations internes, aux émotions, au mouvement et à l'espace. Les représentations olfactives et gustatives sont souvent implicitement comprises dans cette catégorie. Ce sera notre convention ici.

On admet que **chacun possède un système de représentation sensorielle dominant** (ou primaire, selon les auteurs), mais, à moins d'avoir étudié la PNL ou d'autres approches de psychologie appliquée, on est rarement conscient de ses propres références sensorielles. Dans la suite de cet ouvrage, quand nous dirons qu'une personne est « visuelle », « auditive » ou « kinesthésique », cela sous-entendra qu'elle présente une tendance à utiliser de préférence un système de représentation au moment où nous l'observons. Nous utilisons des typologies parce que c'est un moyen commode de s'orienter, mais il faut se garder d'appliquer trop vite des étiquettes…

Bien que nous ayons un système de représentation sensoriel dominant, nous utilisons aussi les autres. Une personne peut très bien montrer une dominante visuelle et fonctionner sur un mode kinesthésique, selon les contextes.

Comment faire pour identifier la dominante sensorielle ?

Lorsque nous communiquons, nous utilisons tous nos moyens d'expression, les comportements verbal et non verbal se complètent pour former nos messages. Les systèmes de représentation sensorielle se dévoilent dans le comportement ; des constantes ont pu être observées et des modèles ont été construits pour mettre en évidence le système de représentation sensorielle utilisé.

Observer l'allure générale, la posture, les gestes et l'occupation de l'espace apporte d'emblée une information très riche.

Le comportement non verbal est remarquablement explicite (il occupe 75 % de la communication, le reste appartenant au sens des mots) ; bien l'observer permet de savoir rapidement quel système de représentation sensorielle domine. Voici quelques indications pour identifier les visuels, auditifs et kinesthésiques, à partir de leur comportement non verbal :

- **Les personnes à dominante V.** Les visuels se conduisent en fonction d'images fortes, ils vont donc essayer de se présenter sous leur meilleur jour, dans une tenue qui leur donne une bonne image. Les femmes à dominante visuelle se montrent perfectionnistes dans leur façon de s'habiller, le moindre détail compte, tout doit être parfaitement calculé pour offrir la meilleure image possible. Comme cette image est précisément trop « parfaite », les visuelles semblent souvent un peu guindées, plutôt raides. Dans l'ensemble, les visuels ont des gestes brefs, souvent très descriptifs, ils « dessinent » des choses dans l'espace ou les montrent, en tout cas, ils déplacent de l'air ! Le ton de la voix est tonique et le rythme rapide. Les visuels ont souvent le sens de la répartie, ils aiment plaisanter, faire de l'humour, attirer les regards et l'attention des autres sur eux. Quand ils expliquent quelque chose, ils cherchent, c'est évident, à en montrer l'image. Les personnes visuelles respectent généralement une distance conversationnelle assez longue car elles veulent avoir une vue d'ensemble de la situation. Enfin, elles sont très demandeuses d'un intense contact visuel, regardent les autres dans les yeux et attendent la réciproque.

- **Les personnes à dominante A.** Les auditifs sont très soucieux de dire les choses, ils ont souvent une voix expressive, adoptent le ton juste. Ils choisissent les mots avec précision et ne sont jamais avares de paroles ou d'explications. On ne s'ennuie pas avec un auditif, il a toujours quelque chose à raconter, il ponctue ses paroles par des gestes parfaitement synchronisés. Les femmes à dominante auditive aiment que leur apparence « raconte une histoire », il faut donc décoder les signes. La posture favorite d'une personne auditive est l'écoute. Dès que son interlocuteur prend la parole, l'auditif qui écoute penche la tête sur le côté, comme s'il était au téléphone. Ce trait est presque toujours présent chez les auditifs. Comme les auditifs aiment bien parler, il leur faut du souffle : leur respiration est ample, souple et très efficace ; ils ne manquent pas d'air pour arriver à la fin de la phrase ! La distance conversationnelle d'un auditif n'est pas caractéristique, en revanche, il est difficile d'obtenir et d'établir un contact visuel intense avec lui, car il a plutôt tendance à « tendre l'oreille » et l'échange de regards est très bref.

- **Les personnes à dominante K.** Les kinesthésiques adoptent généralement une posture décontractée et semblent à l'aise dans leur
peau (quand tout va bien, parce qu'un kinesthésique mal à l'aise
souffre à l'excès). Ils choisissent leurs vêtements pour le confort,
la qualité, la texture des matières et l'esthétique compte moins
que pour les visuels. Une femme kinesthésique n'accepte jamais
d'avoir mal aux pieds dans des chaussures neuves ! Les personnes à
dominante kinesthésique apprécient généralement les plaisirs de la
vie, elles sont très sensibles aux ambiances et savent parfaitement
mettre les autres à l'aise. Généralement, elles parlent plutôt lente-
ment, d'une voix chaude, bien timbrée et avec leurs gestes miment
les mots. Sous une apparence calme, les kinesthésiques cachent
une forte sensibilité et possèdent souvent une grande intelligence
du mouvement, excellents dans les activités sportives ou certaines
activités artistiques. Une personne kinesthésique n'hésite pas à
toucher son interlocuteur au cours de la conversation et, pour cela,
se place à une distance conversationnelle qui peut être très courte.

Dans le tableau ci-dessous sont énumérés les éléments du comportement non-verbal permettant d'identifier rapidement le système de
représentation sensorielle dominant.

Visuel ⟶
> Posture un peu guindée
> Toujours bien habillé
> Gestes brefs, descriptifs
> Sens de la répartie
> Distance conversationnelle longue
> Contact visuel intense

Auditif ⟶
> Posture d'écoute « téléphone »
> Une image de soi qui « raconte »
> Gestes de ponctuation
> Voix agréable, mots précis
> Peu de contact visuel

Kinesthésique ⟶
> Posture décontractée
> Recherche du confort
> Gestes qui miment les mots
> Voix grave, calme
> Distance conversationnelle courte

Les clés d'accès visuelles : les messages du regard

Les clés d'accès visuelles font partie des modèles les plus connus et les plus spectaculaires de la PNL. La technique consiste à observer les mouvements involontaires des yeux (clés d'accès visuelles) pour savoir si la personne utilise des représentations visuelles, auditives, kinesthésiques ou bien est plongée dans son dialogue intérieur.

Les mouvements qu'on observe apparaissent quand la personne cherche une réponse à une question, réfléchit et s'exprime. Ce ne sont pas les regards dirigés vers un objet particulier, ni les contacts visuels avec ses interlocuteurs.

Ces mouvements involontaires peuvent être lents, amples et faciles à observer ou de faible amplitude, très rapides et moins évidents à identifier. En effet, certaines personnes présentent très peu de « clés visuelles », selon le terme PNL. Quand c'est le cas, on s'attache à observer d'autres signes : le comportement non verbal dans son ensemble ou le choix des mots, comme nous allons le voir ci-après.

Observer le comportement non verbal	
Visuel	Mouvements des yeux dirigés en haut à droite, à gauche ou tout droit
Auditif	Mouvements des yeux dirigés sur les côtés, à droite ou à gauche
Kinesthésique	Mouvements des yeux vers le bas ou en bas à gauche
Dialogue intérieur	Mouvements des yeux vers le bas à droite

Si le regard se dirige vers le haut et la droite, il y a recherche d'images, de souvenirs visuels. En haut à gauche, il y a construction, assemblage d'images. Quand le regard reste fixe, cela indique aussi une réflexion au moyen d'images. La personne donne l'impression de regarder au-delà de son interlocuteur, ce qui n'est pas très agréable. Dans la majorité des cas, il y a des va-et-vient entre gauche et droite. Plus ces mouvements sont dirigés vers le haut, plus on a de bonnes raisons de penser que la personne utilise surtout un mode VISUEL. **La latéralisation évoquée ci-dessus n'est valable que pour les droitiers, pour les gauchers, c'est l'inverse !**

Quand le regard se dirige latéralement vers la droite, les mouvements des yeux demeurent à la hauteur des oreilles, cela indique une recherche de sons déjà entendus (conversations, voix, musiques, bruits divers), et, vers la gauche, cela indique une construction ou un assemblage de sons. Si le regard se dirige vers le bas à droite, la personne entre en conversation avec elle-même, elle plonge dans le *dialogue intérieur*.

Un regard qui descend fréquemment vers le bas et la gauche indique un fonctionnement en mode kinesthésique, la personne semble avoir besoin de se concentrer sur ce qu'elle ressent : émotions, sensations tactiles, olfactives ou gustatives. C'est en effet de cette façon qu'elle capte des informations et organise ses comportements.

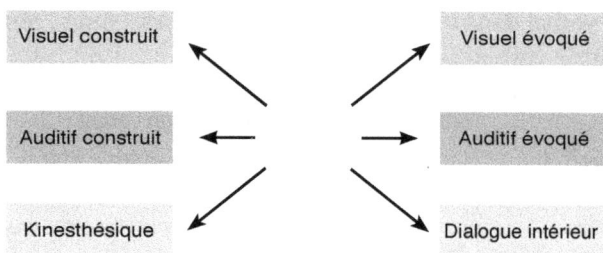

Visuel construit				Visuel évoqué
Auditif construit	←		→	Auditif évoqué
Kinesthésique				Dialogue intérieur

Le modèle des clés d'accès visuelles, l'observation du comportement global permettent de découvrir quel système de représentation sensorielle utilisent nos interlocuteurs.

Il existe un autre niveau d'observation, le choix des mots. En effet, **les mots choisis pour décrire l'expérience subjective rendent compte du système sensoriel dominant de cette expérience.** Sans entrer dans les détails, il est possible d'effectuer une première approche. En écoutant une personne de votre entourage raconter ses aventures lors de ses dernières vacances ou n'importe quelle

autre anecdote, écoutez attentivement, réfléchissez et répondez aux questions suivantes :
- est-ce que cette personne essaie de me faire voir ce qu'elle dit ?
- est-ce que cette personne essaie de me faire réfléchir, de m'apprendre quelque chose, de me convaincre ?
- est-ce que je partage son sentiment quand elle raconte son histoire ?

Si vous trouvez une réponse positive pour chaque question, c'est que votre interlocuteur est un conteur très habile, il vous promène dans toutes les dimensions sensorielles ! Autrement, la personne s'exprime dans les différents registres. Si vous voyez ce qu'elle raconte, c'est qu'elle s'exprime sur un mode visuel ou que vous traduisez ses propos sur ce mode. Si elle cherche plutôt à vous entraîner dans un raisonnement ou qu'elle vous fournit une masse de « bonnes raisons », c'est qu'elle fonctionne sur un mode auditif. Si cela vous convient, c'est que vous êtes réceptif à ce fonctionnement, mais si cela vous agace, c'est que le mode auditif n'est pas votre représentation sensorielle favorite. Enfin, si vous ressentez une émotion, si vous êtes touché par le récit, c'est que votre interlocuteur utilise un mode kinesthésique et que, de votre côté, vous y êtes sensible. **Il y a comme une résonance entre le mode sensoriel de celui qui s'exprime et celui qui reçoit l'information.** Il est toujours beaucoup plus facile d'intégrer ce qui semble familier ; pour apprendre à se servir de la PNL, il faut en tenir compte et bien comprendre, dès le départ, que nous évaluons d'après ce que nous sommes.

Toutefois, les caractéristiques sensorielles ne doivent pas servir à étiqueter définitivement des comportements, mais seulement permettre de savoir, en temps réel, si l'interlocuteur utilise un mode visuel, auditif ou kinesthésique pour recueillir ses informations et communiquer.

Quand vous parlez, selon votre dominante sensorielle, vous avez tendance à sélectionner des mots en fonction de leur référence sensorielle. Ces mots décrivent une expérience subjective : si vous parlez d'un accueil « chaleureux », cela appartient au registre kinesthésique car cela décrit plutôt une sensation qu'une image…

Exemples de mots dans leurs différents registres sensoriels

Visuel	Auditif	Kinesthésique
Voir	Entendre	Sentir
À première vue	Bien entendu	Le bon sens
Évidemment	Prêter l'oreille	Avoir les pieds sur terre
Visiblement	Tendre l'oreille	Chaleur
C'est clair	Faire la sourde oreille	Tiédeur
Une idée lumineuse	Faire écho	Froideur
Éclaircir	Le même son de cloches	Avoir le cœur sur la main
Éclairer	Se mettre au diapason	Prendre à cœur
Objectif	Jouer sur toute la gamme	Contact
Perspective	C'est criant	Joli à croquer, craquant
Illustrer	Hurler	Ça sent le roussi !
Pittoresque	Parler, dire	Lourd
Brumeux	Sonner faux	Léger
Lucide, brillant	Écouter	Être choqué
Clairvoyant	Entendre des voix	Assommant
Cliché	Murmurer	Saisir
Illusion	Chanter	Avoir du flair
Mirage (croire aux mirages)	Orchestré (un plan bien...)	Sentiment, ressentir
Se faire du cinéma	Fausse note	Faux pas

Avec un peu d'attention, vous découvrirez d'autres exemples. Le registre dans lequel vous en trouverez le plus correspond probablement à votre dominante sensorielle. Certains mots, tels que accord ou harmonie, sont proposés ici comme des métaphores musicales et appartiennent par conséquent au registre auditif. Selon les contextes, ils peuvent changer de registre. Ainsi, quand on parle d'une « harmonie de couleurs », on se situe en mode visuel, et quand on se sent « tout à fait d'accord » avec quelqu'un, cela se situe sur le mode kinesthésique.

Pour exprimer notre vécu, nous choisissons les mots dans le registre sensoriel qui nous est le plus familier : c'est souvent celui de notre préférence sensorielle. Tous nos sens participent, mais différemment. Il existe une hiérarchie et des fonctions attribuées à chacun d'eux, c'est ce qu'on désigne par le mot « stratégie » en PNL.

Entraînez-vous à observer les clés d'accès visuelles.

Les clés d'accès visuelles   DUO

Voici une liste de questions. Lorsque vous poserez ces questions à un(e) partenaire, vous pourrez observer des clés d'accès visuelles très caractérisées.

• **Questions pour faire apparaître des clés V**
Quelle est la couleur des murs de votre salon ?
Quelle est votre couleur préférée pour vos vêtements ?
Que voyez-vous par la fenêtre de votre bureau ?
Avez-vous visité le Louvre ?

• **Questions pour faire apparaître des clés A**
Pouvez-vous chanter mentalement l'hymne national ?
Pouvez-vous imaginer votre patron en train de le chanter ?
Que dites-vous quand quelqu'un essaie de prendre votre place dans une file d'attente ?
Quels sont les mots qui vous font « craquer » ?

• **Questions pour faire apparaître des clés K**
Que faites-vous quand vous ressentez le besoin de vous détendre ?
Existe-t-il pour vous un parfum qui vous rappelle de très bons moments ?
Quelles sensations recherchez-vous dans la pratique d'un sport ?
Existe-t-il des matières qui vous font frissonner quand vous les touchez ?

Quelle que soit la dominante sensorielle de votre partenaire, vous devriez obtenir des clés dans chaque registre. Cependant, c'est toujours dans le registre dominant qu'elles seront les plus évidentes.

Entraînez-vous à observer le choix des mots.

Le choix des mots SOLO

Étape 1   Si vous faites l'exercice seul(e), pensez à une expérience de la vie quotidienne et imaginez que vous en faites le récit à un(e) ami(e). Sur une feuille, vous écrivez :
« Je vais te raconter... » Et vous complétez en deux ou trois lignes en mettant les choses comme elles vous viennent à l'esprit.

Étape 2   Efforcez-vous maintenant de « traduire » en mode visuel, puis auditif, puis kinesthésique.

Étape 3   Quel est le mode le plus « naturel » pour vous, celui qui vous demande des efforts, celui que vous n'arrivez pas à exprimer... De quel registre sensoriel se rapproche votre texte initial ?

Le choix des mots DUO

Étape 1   Demandez à un(e) ami(e) de vous raconter brièvement une anecdote de la vie quotidienne.

Étape 2   Repérez avec votre partenaire, les mots V, A, K en vous aidant de la liste p. 36.

Étape 3   Quels sont les plus fréquents ?

Étape 4   Changez de rôle et répétez les étapes 1, 2, 3.

Étape 5   Maintenant, essayez à tour de rôle de « traduire » cette anecdote dans les trois registres sensoriels... Quel est celui qui vous convient le mieux ?

Observer les stratégies

Au cours de la conversation, lorsque votre interlocuteur réfléchit et s'exprime, ses clés d'accès visuelles changent en permanence. L'évocation d'une expérience, la recherche d'une réponse à la question que vous venez de poser entraînent des séquences de clés d'accès visuelles. Par exemple, vous observez que la recherche d'une réponse à vos questions déclenche toujours en premier des recherches visuelles (l'interlocuteur regarde vers le haut), puis le regard descend vers le bas à droite... Cette séquence se répète avec les mêmes enchaînements : par exemple « visuel évoqué », puis « visuel construit » et « dialogue intérieur ». La PNL nomme cet enchaînement « *stratégie* ».

Pour que l'observation soit précise, nous allons d'abord noter l'enchaînement des clés d'accès visuelles, prêter attention au comportement non verbal, puis compléter par le choix des mots. Ainsi, nous pourrons comparer les résultats et, s'ils se recoupent, nous connaîtrons les différents registres sensoriels impliqués dans la stratégie.

Il est très utile de connaître la stratégie de son interlocuteur, car nous allons utiliser ce même chemin pour qu'il comprenne plus facilement ce que nous voulons exprimer. En se servant de sa stratégie, l'information paraît tout à fait simple, naturelle et facile d'accès.

Nous utilisons presque toujours la même stratégie, seul le contenu change. Nous avons ainsi une stratégie pour les décisions, une autre pour l'apprentissage, etc. Quand nous voulons explorer la stratégie d'un interlocuteur, nous choisissons un contexte, puis, à l'aide de quelques questions, nous commençons l'exploration.

Une stratégie d'achat

Voici l'exemple d'une stratégie de décision d'achat. Romain vient d'acheter un radio-réveil pour l'offrir à sa mère.

• Comment as-tu choisi ce radio-réveil ?

– Je savais qu'elle en avait besoin, elle me l'avait dit. Je me suis renseigné et je suis allé l'acheter.

• Quels étaient les critères de ce choix ?

– En premier, il fallait qu'il soit robuste, qu'il ait une bonne qualité de son, qu'il soit esthétique et pas trop cher.

• Comment sais-tu qu'un tel objet est robuste ?

– (Il mime le geste de prendre le réveil et de le soupeser.) Cela se sent tout de suite et puis on peut aussi lire les commentaires dans un journal de consommateurs, c'est ce que j'ai fait... Pour être vraiment sûr !

• As-tu comparé plusieurs réveils ?

– Bien entendu, j'ai pris le meilleur en qualité : solide, avec un son agréable, un peu cher quand même... (Il fait une pause, regarde en bas et reprend.) Il y a la marque, mais, cela valait le coup, il y avait une promo.

• Tu étais content de ton achat ?

– Absolument, surtout que le cadeau a vraiment été apprécié, j'étais encore plus heureux.

La **première question** est destinée à faire apparaître la **porte d'entrée sensorielle de la stratégie**. Il est clair que Romain entre dans le processus de décision par une porte auditive (sa mère lui a dit quel cadeau lui ferait plaisir).

La **deuxième question** s'intéresse aux **critères et à leur hiérarchie**. Romain place en premier les qualités de robustesse (K), de son (A) et d'esthétique (V) ; il n'évoque pas le prix au départ dans ses critères. Nous pouvons supposer que le registre K va s'avérer déterminant dans la prise de décision. À la deuxième question, il ajoute qu'il est aussi allé chercher les informations dans un journal de consommateurs. On doit tenir compte de cela : sa recherche de critères sera guidée sur le mode auditif. Il capte différentes informations qu'il rassemble et synthétise dans une réflexion par un dialogue intérieur. À la fin de ce processus, il est « sûr » de ce qu'il veut, il arrive donc à une sensation dans le registre K.

La **troisième question** cherche à mettre en évidence **comment sont mesurés les critères du choix**, A, V, K. La réponse est très claire, c'est le critère de robustesse (K) qui l'emporte. Romain utilise le registre kinesthésique, ce qui apparaît d'une part dans le choix des mots, d'autre part, dans son comportement non verbal (gestes qui miment les paroles ou les remplacent).

La **quatrième question** explore les **comparaisons** et la **prise de décision** qui suit : de la comparaison entre différents objets, celui qui détient le plus de critères valorisés sera choisi. C'est encore le registre K qui l'emporte. Toutefois, il y a réflexion avec utilisation du dialogue intérieur.

Enfin, la **dernière question** fait surgir le **sentiment de satisfaction** qui doit accompagner une prise de décision et là, pas de surprise, sa satisfaction d'avoir choisi le meilleur réveil est renforcée par l'accueil fait à son cadeau.

Romain entre dans sa stratégie de décision par une porte auditive, puis il réfléchit et met en balance des éléments kinesthésiques et auditifs jusqu'à ce qu'il parvienne à un sentiment de satisfaction K et un dialogue intérieur positif.

Il est très utile de savoir reconnaître la sortie positive de la prise de décision, car elle renseigne avec une grande précision sur l'état intérieur de la personne.

À noter

S'il n'y a pas de sortie positive, il ne peut pas y avoir de décision, la personne demeure alors coincée dans les processus de comparaison sans parvenir à accéder à un sentiment positif, sans pouvoir se dire qu'elle a raison de faire ce choix.

Connaissant la stratégie de notre interlocuteur, il nous appartient de la respecter en lui présentant nos informations dans l'ordre selon lequel il les traite « naturellement ». En procédant de la sorte, nos arguments paraîtront évidents et nos démonstrations claires. Quelle que soit la stratégie observée, il y a toujours trois temps forts :

- **la porte d'entrée sensorielle** des données ;
- **les modalités sensorielles** des comparaisons entre critères ;
- **le registre sensoriel** de l'impression positive à la sortie de la stratégie.

Chaque étape est importante, par exemple, l'entrée joue un rôle décisif dans les stratégies d'apprentissage. Si le sujet à appréhender semble trop rébarbatif, le processus ne peut pas se mettre en route. Quelquefois, c'est une simple question de traduction, car il est toujours possible de présenter une information de façon à solliciter l'un ou l'autre des registres sensoriels.

Dans la phase de comparaisons, il est très utile de ménager des étapes au cours desquelles la personne peut faire des expériences elle-même pour forger son propre avis. En formation, ce sont les exercices qui en fournissent l'occasion, l'apprenant doit mettre en œuvre ce qu'on lui présente. Plus il participe activement, plus la formation est efficace.

Enfin, la sortie de la stratégie doit s'accompagner d'un sentiment positif, comme c'est le cas par exemple pour les résolutions de problèmes.

Pour faire une observation précise et utile, tous les éléments du comportement doivent être étudiés. En PNL, nous mettons l'accent sur les aspects non verbaux car ils représentent un domaine souvent inexploré et pourtant riche de sens.

Le calibrage

Cette opération d'observation porte le nom de « calibrage » en PNL ; cela signifie qu'on va étudier avec précision les signes du comportement extérieur qui traduisent l'état intérieur vécu par la personne. Ceci nous donne l'occasion de mettre en pratique ce que nous venons d'apprendre : identifier le registre sensoriel de la personne à partir de son comportement non verbal et du choix des mots. À cela, il faudra ajouter d'autres signes : l'expression du visage ; les gestes ; la posture ; la qualité de la voix (ton, rythme de la parole, grave/aiguë, volume, timbre). En situation réelle, nous disposons aussi d'informations d'ordre kinesthésique fournies notamment par la poignée de main.

Le principe est très simple. Quand on vit un état intérieur particulier, cela se manifeste dans le comportement extérieur. De même, lorsqu'on revit dans le souvenir une expérience du passé, une partie des sentiments et des impressions éprouvées refait surface et peut s'observer dans le comportement extérieur.

Que nous soyons acteurs ou observateurs d'une situation de communication, nous ne sommes conscients que d'un seul registre sensoriel à la fois. De plus, nous ne pouvons pas contrôler simultanément tous les signes de notre comportement extérieur. La tâche serait trop ardue et nous ferait perdre toute spontanéité. Cela signifie qu'il y a toujours quelque chose d'authentique à observer, le seul problème vient du fait que nous avons tendance à focaliser notre attention sur deux ou trois points, alors qu'il y en a beaucoup d'autres et souvent plus significatifs.

Calibrer un état intérieur

Pensez à quelque chose de très positif qui vous est arrivé, prenez le temps d'évoquer avec précision cette expérience. Définissez précisément ce que vous ressentiez alors, puis essayez de visualiser la scène pour observer comment vous avez manifesté ce sentiment.

Le point de départ ici, c'est ce qu'on éprouve (K) qui nous conduit ensuite vers ce qui s'observe (A et V).

Calibrer un état intérieur par le comportement extérieur   DUO

Étape 1   Demandez à votre partenaire de penser à un événement récent très heureux. Surtout, laissez-lui le temps de bien choisir. Pendant qu'il cherche, ne parlez pas, contentez-vous d'observer. Vous verrez certainement des clés d'accès visuelles et d'autres signes qui accompagnent l'activité « recherche ».

Étape 2   Quand votre partenaire a trouvé la situation, demandez-lui de l'évoquer mentalement dans ses moindres détails, c'est-à-dire de concentrer son attention sur cette situation en essayant de retrouver tous les souvenirs (VAK) qui la composent. Observez les points suivants : expression du visage, clés d'accès visuelles, posture, gestes, rythme de la respiration.

Étape 3   Demandez-lui de vous parler de cette situation, de nommer ce qu'il ressent ; puis observez attentivement le son et le volume de la voix, son expression, le rythme des paroles, le choix des mots (A, V ou K).

Étape 4   Faites la synthèse de vos observations sur le modèle suivant : « Quand mon (ma) partenaire ressent la situation qu'il décrit, voilà ce que j'observe. » Vous devez avoir environ dix signes.

Étape 5   Demandez à votre partenaire de penser à une situation désagréable, parcourez les étapes comme précédemment. Observez très attentivement.

Conclusion : Notez ce qui diffère entre les deux expériences pour chaque signe observé.

Cet exercice devrait vous permettre de savoir à quel type d'informations vous accédez le plus facilement : visuelles, auditives, kinesthésiques. Prenez l'habitude de travailler les points qui vous semblent moins naturels et, quand vous vous exercez avec une autre personne, changez de rôle. Quand vous saurez bien calibrer la joie, la curiosité, le respect, la tendresse, peut-être aurez-vous envie de calibrer les menteurs !

Calibrer un menteur   DUO

Étape 1 Demandez à votre partenaire de penser à une situation qu'il (elle) a vraiment vécue et quand il (elle) a trouvé, calibrez attentivement toutes les informations. Maintenez le sérieux, sinon cela risque de fausser votre évaluation !

Étape 2 Faites un intermède en parlant d'autre chose, puis reprenez le cours de l'exercice. Cet intermède a pour but de faire sortir la personne de l'état intérieur précédent, afin qu'il n'y ait pas de mélange avec ce qui va suivre.

Étape 3 Demandez à votre partenaire de penser à une situation, une expérience qui ne lui est jamais arrivée. Ne le (la) laissez pas chercher trop longtemps, cela perturberait la suite. Quand le choix est fait, calibrez soigneusement en utilisant les mêmes signes qu'à l'étape 1.

Étape 4 Évoquez brièvement l'intermède précédent, puis demandez-lui de concentrer toute son attention sur l'une des deux situations. Vous trouverez facilement vers laquelle se dirige votre partenaire, car les éléments que vous avez calibrés précédemment vont se reproduire.

NB : Il arrive que les gens hésitent entre les deux situations, on observe alors un mélange des signes observés pour chaque situation.

Calibrer « oui » ou « non »   DUO

Étape 1 Posez à votre partenaire trois ou quatre questions dont vous êtes absolument sûr(e) que la réponse est « oui ». Calibrez soigneusement le comportement non verbal qui accompagne ce « oui ».

Étape 2 Posez-lui ensuite trois ou quatre questions dont vous êtes absolument sûr(e) que la réponse est « non ». Calibrez attentivement.

Étape 3 Après un bref intermède, posez des questions dont la réponse sera « oui » ou « non », mais dont vous ignorez le contenu. Demandez-lui de concentrer toute son attention sur la réponse, mais sans la dire pour vous laisser l'occasion de la « deviner » ! En fait, si votre observation a été efficace et votre partenaire sincère, il va vous suffire de « lire » la réponse dans son comportement non verbal !

Étape 4 Changez de rôle…

La PNL sert autant à se connaître qu'à découvrir les autres, chaque exercice apporte des informations sur soi-même et sur ceux qui y participent. Lorsque vous faites les exercices, n'hésitez pas à consulter ce livre, il ne s'agit pas d'un travail de mémorisation. En outre, quand on s'est un peu exercé, les processus cognitifs sont dynamisés et la mémorisation ne nécessite pas d'effort particulier.

Avant de terminer ce chapitre, voici deux exercices pour récapituler l'ensemble. Ils sont destinés à mettre l'accent sur vos propres critères et préférences sensorielles, de façon à pouvoir agrandir vos champs de références.

Comment savez-vous qu'il dit vrai ? — DUO

Vous rencontrez une personne qui affirme avoir visité un lieu précis que vous connaissez aussi.

- Comment faites-vous pour vérifier que cette personne dit la vérité ?
- Quels sont les éléments présents dans le souvenir qu'elle a de l'expérience et qui vous prouveront qu'elle est bien allée à cet endroit ?
- Quelles sont les différences entre la description de son expérience et la vôtre qui vous inciteraient à croire qu'elle ne dit pas la vérité ?
- Que ressentez-vous si la personne vous fait remarquer des éléments concernant l'expérience et qui ne sont pas présents dans votre souvenir ?
- Comparez votre souvenir à celui de l'autre personne, soulignez les similitudes et les différences.

Cet exercice doit vous apprendre à identifier le type de preuves et son registre sensoriel que vous cherchez pour acquérir la certitude qu'une affirmation est vraie. Faites-vous plus confiance à ce que vous voyez, entendez, ou ressentez ?

Étape 1 Demandez à l'un de vos partenaires des informations à propos d'une personne connue de vous trois, mais qu'il (elle) est supposé(e) n'avoir pas rencontrée depuis plusieurs années. Demandez-lui de vous fournir une réponse très détaillée, si possible.

Étape 2 La troisième personne observe, écoute, puis pose les questions que vous avez peut-être oubliées. Elle vérifie ensuite si, toujours selon son avis personnel, elle obtient les informations nécessaires.

Étape 3 Parmi toutes ces informations, choisissez ensemble celles qui vous paraissent les plus utiles (les classer par ordre d'importance sur une liste).

Étape 4 Munis de cette liste, essayez ensemble de classer les informations selon leur valeur : informations sensorielles, critères, croyances, comportements, etc.

À l'issue de cet exercice, vous saurez quels éléments sont « utiles » pour chacun, lorsqu'il s'agit d'évoquer une personne, quelles informations vous retenez et dans quel ordre de priorité.

Récapitulons...

Au cours de ce chapitre, vous avez appris à identifier les représentations sensorielles :

- dans le comportement non verbal (postures, gestes, voix) ;
- en observant les clés d'accès visuelles (visuel, auditif, kinesthésique, dialogue intérieur) ;
- en repérant le choix des mots à référence sensorielle.

Vous savez calibrer un état intérieur par l'observation du comportement extérieur, identifier des réponses « oui » et « non » en observant le comportement non verbal.

CHAPITRE 2

ENTRER FACILEMENT EN RELATION

Au programme

- Prendre contact, établir le rapport
- Trouver sa place : la distance conversationnelle
- Se mettre en phase : le mimétisme comportemental
- S'accorder au registre sensoriel

Dans ce chapitre, vous allez découvrir comment entrer facilement en contact avec votre interlocuteur pour établir rapidement un solide climat de confiance, condition incontournable d'une bonne collaboration, quelle que soit la situation de communication. Vous découvrirez l'importance du comportement non verbal, de l'espace relationnel, du temps. Vous serez de plus en plus à l'aise avec les notions de représentation sensorielle.

Prendre contact, établir le rapport

Tout ce que vous avez appris au précédent chapitre va vous aider. Vos qualités d'observation vont se développer et devenir de plus en plus fiables et précises, au profit de votre intuition.

Déjà, vous avez pris l'habitude d'observer attentivement le comportement non verbal, vous portez votre attention sur des éléments que vous ne remarquiez pas auparavant : mimiques, gestes, postures, clés visuelles, choix des mots, etc. Vous avez pris conscience de l'extrême personnalisation du comportement de chacun et acquis la certitude que chaque être est unique. Cependant, il existe des comportements communs à ce vaste ensemble d'exemplaires uniques ! Les situations de communication nous offrent l'occasion d'observer de plus près ces phénomènes.

Dès les années 1950, des anthropologues[3] ont montré que les acteurs d'une situation de communication y participent en observant des codes de comportements non verbaux. Tout semble se passer comme s'il existait une règle du jeu tacite qui se manifeste dans les comportements. À la suite de multiples recherches, ces scientifiques[4] ont découvert le phénomène de synchronie interactionnelle. Il s'agit, semble-t-il, d'un fait constant qui apparaît naturellement dans toute interaction, mais dont nous ne sommes pas conscients en tant qu'acteurs.

Ainsi, dans une situation de communication, les gens ont tendance à se synchroniser naturellement, le mimétisme qui s'installe alors se développe d'autant mieux que l'accord entre les acteurs est partagé. Il s'agit d'un accord sur le type de communication et non sur son contenu. Ainsi, deux personnes qui se disputent sont en désaccord sur le sujet qui les oppose, mais en total accord sur le comportement « se disputer ».

De même, deux personnes qui partagent un vif intérêt dans leur conversation adoptent rapidement des attitudes similaires : postures, gestes harmonieux et synchrones ; *idem* pour le volume et l'expression de la voix, le rythme de la parole et le choix des mots.

Tout se passe comme si l'initiative des changements de comportement passait d'une personne à l'autre : quand l'une change de posture, quelques secondes plus tard l'autre suit le mouvement… Chacune guide l'autre, tour à tour.

---

3. Différentes études filmées réalisées par Gregory Bateson, étudiées par Ray Birdwhistell, présentées dans *La Nouvelle Communication* d'Yves Wikin (*op. cit.*).
4. William Condon, élève et collaborateur de Ray Birdwhistell, a réalisé des études filmées, étudiées image par image, souvent reprises et citées par son collègue Edward T. Hall.

Rappelons l'un des présupposés de la PNL : « nous comprenons mieux ce qui nous est familier ». En effet, le mimétisme des comportements qui s'installe spontanément semble fait pour réduire l'incertitude ! Nous trouvons toujours plus agréables et sympathiques ceux qui n'exigent pas un gros effort de notre part pour établir le contact. Les individus dont on dit qu'ils « gagnent à être connus » présentent souvent un premier abord difficile.

Quand nous ne parvenons pas à nous sentir en confiance, ni à communiquer avec quelqu'un, c'est que le rapport ne s'établit pas ou ne peut pas se maintenir. Les raisons sont multiples, mais elles résident souvent en diverses croyances à propos des intentions masquées de l'autre. Si vous essayez d'entrer en contact avec quelqu'un, tout en pensant qu'il n'a pas de bonnes intentions à votre égard, cela risque de compromettre tout contact positif. Il faut jouer son rôle à part entière et sincèrement pour que le courant passe !

Nous avons expliqué au chapitre précédent que nous ne pouvions pas contrôler tous nos signes d'expression non verbale ou paraverbale (qualité de la voix). Cela signifie que si nous essayons de masquer un sentiment, il s'exprimera sans doute par d'autres moyens… Il ne suffira pas de fuir les sujets qui fâchent pour éviter d'éprouver un ressentiment et de l'exprimer à un autre niveau.

Lorsque nous émettons des signes non verbaux et verbaux contradictoires, cela rend la communication très difficile pour nos partenaires qui doivent « décoder » en permanence ce double langage. Pour établir un contact positif, nous devons d'abord nous efforcer d'être « lisibles » : authentiquement aimables ou sérieux ou réservés ; nos propres ressources sont largement suffisantes pour assurer un contact de qualité, sans qu'il soit nécessaire de jouer la comédie.

Rien n'est plus désagréable que le sourire forcé de quelqu'un qui se croit obligé de le faire pour accueillir, pire encore, ce « bonjour » indifférencié qu'on vous lance sans vous regarder et en continuant de papoter avec quelqu'un d'autre. Ces comportements se rencontrent souvent dans des situations d'accueil professionnalisées et ne produisent pas nécessairement le but désiré. Pour que nos interlocuteurs soient à l'aise et avant de mettre en œuvre toute technique PNL, nous devons être authentiquement d'accord pour entrer en contact avec eux et centrer notre attention sur eux.

Il faut donc s'efforcer d'entrer dans la situation de communication avec sincérité. Comme nous avons mis en évidence qu'il existait naturellement des phénomènes de « synchronie interactionnelle », une part de ce que nous ressentons se transmet au cours du processus. Chacun sait que l'état intérieur de l'un affecte celui de l'autre… Certaines personnes ont un contact qui nous met mal à l'aise, avec d'autres au contraire tout semble facile. Si les affinités particulières entre les gens peuvent faciliter le contact, grâce aux techniques de la PNL, on peut établir un bon climat de confiance avec tout interlocuteur.

Quel que soit l'objectif de la situation, le rapport est nécessaire car, en son absence, la communication ne passe pas et il devient impossible de l'atteindre.

Nous savons tous comment se déroule un entretien fructueux, intéressant pour chaque partenaire, nous avons déjà éprouvé l'impression d'être parfaitement compris de nos interlocuteurs et aussi de les comprendre. Cela ne relève toutefois ni de la magie, ni du hasard.

Nous définissons le rapport comme un climat favorable à la communication, cela n'implique pourtant pas de notion affective. Autrement dit, vous n'êtes pas obligé d'aimer votre partenaire pour bien communiquer. Que vos interlocuteurs vous soient ou non sympathiques, vous pourrez bientôt construire les conditions du rapport.

Dans un premier temps, nous allons apprendre à nous mettre en phase avec l'autre, c'est-à-dire adopter un comportement qui reflète celui de notre interlocuteur. Puis, dans un second temps, prendre l'initiative, c'est-à-dire conduire notre interlocuteur. Ces techniques sont à mettre en place tant au plan verbal que non verbal.

Trouver sa place : la distance conversationnelle

Les différences individuelles sont très variables. Selon les individus et leur culture, il se pratique différentes distances conversationnelles ; chacune correspond à l'occupation de l'espace par les acteurs de l'interaction.

Avant de commencer à pratiquer les exercices spécifiques de rapport, nous allons prendre conscience de notre propre distance de confort. Quand nous rencontrons quelqu'un pour la première fois, c'est une sorte de « *terra incognita* », nous allons devoir nous adapter et la première chose à faire dans l'interaction, c'est de trouver sa place à la distance optimale.

Distance conversationnelle de confort	DUO ou TRIO

Étape 1 Demandez à votre partenaire de rester immobile, modifiez votre distance par rapport à lui en vous efforçant de ressentir en quoi cela modifie votre expérience.

  • Selon que la distance entre vous est plus ou moins grande, quel type de relation pourrait être en jeu ?
  • Quelle serait, selon vous, la distance la plus inconfortable ?

Étape 2 Vous restez immobile, votre partenaire modifie sa distance.

  • Que ressentez-vous ?
  • Qu'est-ce qui change ?
  • Indiquez précisément vos limites.

Étape 3 Reprenez l'exercice assis de chaque côté d'un bureau, notez ce qui change.

Étape 4 Changez de rôle.

Si vous êtes trois, demandez à la troisième personne d'observer attentivement ce qui se passe et de « calibrer » les états de confort et d'inconfort liés aux modifications des distances.

Au-delà des distances interindividuelles spécifiques d'une culture (lire à ce propos les livres d'Edward T. Hall, *La Dimension cachée* et *Le Langage silencieux*), il existe des différences sensibles entre les individus en rapport avec leurs registres sensoriels dominants. Ainsi, les gens à dominante visuelle tendent à avoir une grande distance conversationnelle, tandis que les kinesthésiques apprécient les contacts plus rapprochés. Les personnes à dominante auditive cherchent à éviter le face-à-face, préférant se placer à côté de leurs interlocuteurs. Certains souhaitent presque vous toucher pour avoir la sensation d'être compris, d'autres s'éloignent tant de vous pour être à leur aise que vous vous sentez presque obligés d'élever la voix pour vous exprimer.

La distance conversationnelle

Mathilde, déléguée médicale, rapportait l'expérience suivante :

« D'habitude, j'ai un contact facile avec mes clients, sauf un, j'ai tout essayé et rien ne marche, il reste de glace, répond à peine quand je lui parle, il a l'air de subir ma présence et je ne comprends pas pourquoi, j'ai beau chercher... »

Mathilde nous expliqua ensuite comment se déroulaient les entretiens et au lieu de nous le dire, elle choisit de les mettre en scène sous forme d'un jeu de rôles. Un des membres du groupe prit le rôle du médecin, Mathilde joua son propre rôle.

Elle commença par s'installer et déployer ses documents sur le bureau, plaçant çà et là des dépliants, des papiers, un gros classeur... Afin de les lui montrer de près, pour qu'il puisse les examiner tout à loisir. En faisant cela, elle se penchait en avant pour commenter et ainsi diminuait la distance. Dans ce cas particulier, chaque fois que Mathilde avançait, l'autre reculait et terminait l'entretien le dos collé au dossier de son fauteuil, le plus loin possible du bureau.

Avant que nous ayons pu intervenir, Mathilde s'écria : « Voilà, je sais, je l'écrase, il s'enfuit, j'ai compris ! Il a l'impression que je lui prends son territoire... »

Lors de l'entretien suivant, elle évita de poser quoi que ce soit sur le bureau, se contenta de parler en maintenant une distance raisonnable. Pour la première fois en six ans, son interlocuteur parut plus détendu et se montra même aimable !

La première chose à observer quand on prend contact avec un interlocuteur, c'est la distance à laquelle il se place spontanément dès le départ. Cette distance délimite en effet le territoire dans lequel le rapport va s'installer.

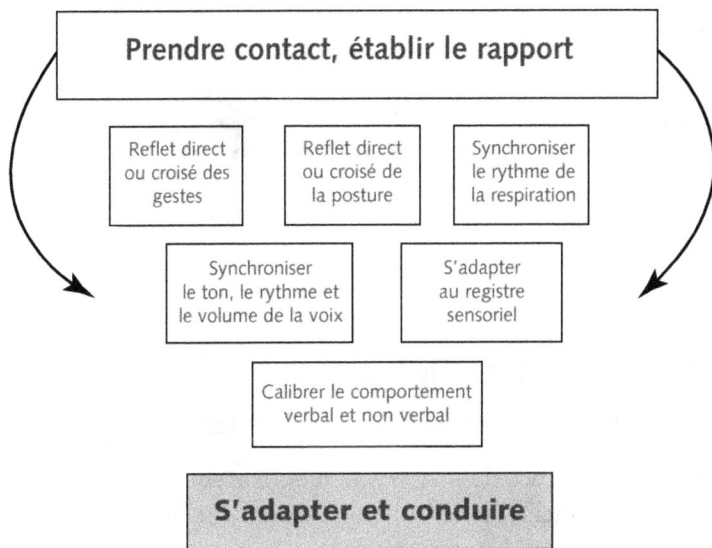

```
                    ┌─────────────────────────────────────┐
                   /│   Prendre contact, établir le rapport │\
                  / └─────────────────────────────────────┘ \
                 │   ┌──────────┐ ┌──────────┐ ┌──────────┐   │
                 │   │Reflet direct│ │Reflet direct│ │Synchroniser│ │
                 │   │ou croisé des│ │ou croisé de │ │le rythme de│ │
                 │   │   gestes  │ │ la posture│ │la respiration│ │
                 │   └──────────┘ └──────────┘ └──────────┘   │
```

Prendre contact, établir le rapport

| Reflet direct ou croisé des gestes | Reflet direct ou croisé de la posture | Synchroniser le rythme de la respiration |

| Synchroniser le ton, le rythme et le volume de la voix | S'adapter au registre sensoriel |

Calibrer le comportement verbal et non verbal

S'adapter et conduire

Le schéma ci-dessus présente les différents éléments auxquels nous devons adapter notre comportement afin d'établir le rapport. L'importance de ce climat, favorable à toute interaction, est vraiment capitale. En effet, aucune des techniques de la PNL ne saurait s'en passer, il est impossible d'apporter une aide, de collaborer, de convaincre, si l'on n'a pas établi le rapport.

Pour certaines personnes, le contact avec les autres est facile, naturel, et il peut leur paraître un peu fastidieux de procéder pas à pas en étudiant précisément chaque élément du comportement. C'est une réflexion récurrente dans les stages de PNL et de développement personnel. Il est nécessaire cependant de prendre conscience de ce qui se passe au plan du non-dit, cela permet de mieux s'adapter et de mieux comprendre l'impact de notre comportement sur les autres. L'exemple de Mathilde qui ne se rendait pas compte qu'elle envahissait l'espace de son client est un cas typique.

Pour tirer profit de cet exercice, l'attitude la plus efficace consiste à observer sur le vif. Ainsi, regardez autour de vous et observez des gens en train de se parler, d'échanger.

Étape 1   Après quelques instants d'observation, relevez un changement (de geste ou de posture).

Étape 2   Notez si l'autre personne « suit » le changement (reflète le changement de posture, le geste). Normalement, cela ne doit pas prendre plus d'une minute.

Étape 3   Observez maintenant comment le rapport se rompt au plan non verbal. Quel moyen est utilisé ?

Se mettre en phase :
le mimétisme comportemental

Les phénomènes de mimétisme comportemental, ou synchronie inter-actionnelle, apparaissent naturellement dans les situations de communication. Nous pouvons aussi leur donner un léger coup de pouce grâce à certaines techniques et ainsi améliorer la qualité du rapport. Nous comprenons mieux ce qui nous est familier, ainsi, lorsque notre comportement s'accorde à celui de notre interlocuteur, nous devenons plus accessible et nous comprenons mieux ce qu'il veut nous communiquer. Il nous reste à mettre en œuvre ces techniques et à commencer par nous intéresser aux aspects de la communication non verbale.

Refléter la posture

Dès que la distance conversationnelle est établie et stabilisée, votre posture doit refléter celle de votre interlocuteur. Il serait peu habile d'imiter strictement votre interlocuteur, encore que, bien souvent les gens sont tellement centrés sur leurs propres préoccupations qu'ils ne sont pas attentifs au comportement non verbal de leur interlocuteur ! L'important, c'est qu'il n'y ait pas trop de décalage. Si votre interlocuteur est très décontracté et que vous demeurez dans une attitude guindée, vous aurez beaucoup de mal à rester en contact. La manière dont l'espace est occupé en dit parfois très long sur le vécu de chacun.

Trouver la bonne posture

Valérie, professeur dans un lycée, redoute les réunions avec les parents. Elle est installée à une table sur laquelle sont posés ses dossiers. En face d'elle sont disposées trois chaises, pour l'élève et ses parents. Valérie témoigne :

– Les parents viennent rarement ensemble, mais, quand cela arrive, c'est très instructif. On voit tout de suite qui se pose en chef, qui occupe le plus de place, qui se laisse guider... Si je m'intéresse à une autre personne qu'au « chef » apparent, cela les déconcentre !

Refléter les gestes

Ici encore, il s'agit de vous adapter à la gestuelle particulière de votre interlocuteur, sans pour autant la mimer avec exactitude. Par exemple, si votre interlocuteur ponctue ses phrases de grands gestes, vous pouvez vous contenter d'en refléter le rythme en hochant la tête.

À noter

Dans le cadre de la PNL, les gestes sont définis en fonction de certains critères : ampleur dans l'espace, rythme ; caractère descriptif ; aspect de ponctuation ; valeur symbolique.

On peut faire un lien entre l'ampleur dans l'espace et la façon dont la personne s'inscrit dans son environnement, certaines déplacent beaucoup d'air ! Une personne discrète et réservée s'exprime rarement avec des gestes de grande ampleur ! Le rythme des gestes demeure ce qu'il y a de plus facile à refléter, cela demeure discret : on peut très bien rythmer un geste par un hochement de tête. L'interlocuteur se sentira écouté, compris, car il aura capté un signe bien synchronisé avec son propre comportement.

Les gestes descriptifs correspondent le plus souvent à des gens qui utilisent un registre visuel quand ils s'expriment. Les gestes de ponctuation appartiennent davantage aux auditifs et aux kinesthésiques.

À noter

Les gestes ayant valeur symbolique (dans le cadre d'une symbolique individuelle et non de gestes ayant un sens précis dans un groupe culturel) sont à prendre en compte dans les démarches de développement personnel : ce qui n'est pas dit avec les mots se traduit dans les gestes.

Un peu de détente à présent : s'il est facile d'interrompre le rapport en disant quelque chose du style « Excusez-moi, je suis pressé », il est souvent plus habile d'obtenir le même résultat sans dire un mot, seulement en se servant du comportement non verbal. Nous mesurons à quel point il est important pour établir un contact positif avec l'interlocuteur ; nous pouvons aussi nous en servir pour interrompre un contact qui se prolongerait au-delà de ce que nous souhaitons.

Interrompre le rapport avec un comportement non verbal   **SOLO**

Si vous êtes régulièrement piégé par les bavards et si vous ne savez pas comment mettre un terme à l'entretien sans vous montrer incorrect, cet exercice est pour vous !

Étape 1   Trop tard ! Vous êtes piégé par un bavard, il (elle) se tient fermement campé sur le seuil de votre bureau. Imperceptiblement, augmentez la distance conversationnelle, pour franchir votre propre frontière…

Étape 2   Calamité ! Cela n'a pas marché, votre bavard vous a suivi, en maintenant la distance conversationnelle qui lui convient. Vous contre-attaquez : cette fois, raccourcissez la distance conversationnelle… Normalement, il (elle) doit franchir le seuil dans l'autre sens !

Étape 3   Si tout a bien marché, votre bavard est sorti et vous dit au revoir. Ne jouez pas les prolongations, mettez-vous à l'abri.

Étape 4 Il vous fait le coup de « l'inspecteur Columbo », il vient de sortir et le voilà qui revient l'instant d'après ! Cette fois, sortez votre arme secrète, rompez toute synchronisation et refusez le contact visuel... C'est radical !

S'accorder au rythme de la respiration

Cette technique est très efficace pour établir le rapport et le stabiliser. Quand on respire au même rythme, c'est un peu comme si l'on vivait au même rythme. En outre, nous ne sommes que rarement conscients de notre respiration. C'est pourquoi, si l'on respire au même rythme, cela passe totalement inaperçu au plan conscient. Cette technique permet également de parler au même rythme que l'autre. Ainsi, en se synchronisant avec le rythme de la respiration, on joue sur plusieurs tableaux !

S'accorder à la qualité de la voix

Une fois synchronisé au rythme de la respiration, il est très facile de s'accorder à la qualité de la voix. Il ne s'agit pas d'imiter, mais plutôt de se mettre en rythme. Certaines personnes particulièrement auditives s'accordent si facilement à la qualité de la voix, qu'elles prennent instantanément les accents et les intonations de leur interlocuteur. Mais, à défaut d'avoir ces qualités, chacun parvient aisément à modifier légèrement le rythme de la parole et le volume de la voix : ces deux éléments suffisent largement quand il s'agit de maintenir le rapport.

Exemple de faux dialogue

Avez-vous remarqué à quel point il est désagréable d'avoir au téléphone quelqu'un qui vous lit un texte tout en essayant de vous faire croire qu'il s'agit d'un dialogue ? Toutes les questions ont été « habilement » choisies pour vous faire accepter un rendez-vous, acheter quelque chose, obtenir votre acquiescement. À votre avis, comment reconnaissez-vous infailliblement qu'il s'agit d'un dialogue tout prêt ?

Voici les réponses de nos stagiaires :
• la personne au bout du fil parle trop vite ;
• le texte est prononcé sans aucune hésitation, comme au théâtre ;
• « Je ne me sens pas concerné, même si elle répète mon nom sans arrêt, cela m'énerve ! »

Toutes ces réponses démontrent, une fois encore, à quel point la forme compte tout autant et même plus que le contenu.

S'accorder au registre sensoriel

Lorsque la synchronisation est effectuée au niveau non verbal, il ne reste plus qu'à s'accorder au registre sensoriel dominant. Cela implique de l'avoir identifié, par l'observation du comportement dans sa globalité et celle du choix des mots à référence sensorielle. Au chapitre précédent, nous avons vu comment l'utilisation sélective d'un registre sensoriel se manifestait dans le comportement non verbal et le langage, nous allons maintenant mettre en œuvre notre capacité de détection pour parfaire la stabilité du rapport.

Quand notre interlocuteur s'exprime sur un mode visuel, nous allons nous efforcer de lui donner la réplique sur le même mode, et ainsi de suite. Bien entendu, pour y arriver et pour que la technique passe inaperçue, nous avons besoin d'entraînement. Avec un peu de pratique, il devient facile de naviguer d'un registre à l'autre. Il ne faut surtout jamais chercher à traduire « mot pour mot », d'ailleurs, ce serait peine perdue : s'il y a des nuances qui s'expriment sur le mode visuel, elles ont certainement un équivalent sur le mode auditif ou kinesthésique, mais ce n'est pas la même chose. L'univers des représentations sensorielles appartient à l'expérience subjective de votre interlocuteur ; vous pouvez vous en approcher avec précision et finesse, mais vous ne verrez jamais avec exactitude ce qu'il voit dans son théâtre intérieur !

Pour s'accorder au registre sensoriel, le choix le plus simple consiste à se laisser guider, selon le mode utilisé. Différentes représentations sensorielles vont apparaître : l'interlocuteur cherche à s'exprimer sur son registre favori et nécessairement, pour mieux le comprendre, nous invite à le suivre. Lisez l'exemple ci-dessous et identifiez le registre sensoriel.

V, A, K ?

- « Je vous ai demandé de venir discuter de ce problème, parce que j'ai besoin d'entendre tous les avis avant de me prononcer… Quelles sont vos réflexions sur cette affaire ? »
- « Moi aussi, j'ai entendu parler de ce problème, mais, à ce jour, je ne dispose pas d'informations suffisamment fiables pour émettre une opinion… »

En lisant ce bref échange, même en faisant un gros effort d'imagination, il n'y a rien à VOIR, on ne trouve pas non plus la moindre SENSATION. En revanche, tout se passe sur le mode AUDITIF. Les choses se compliquent quand le registre varie, comme cela se passe dans une stratégie… Dans ce cas, la marche à suivre la plus efficace, c'est de repérer la porte d'entrée : par exemple, des phrases qui commencent par « j'ai le sentiment que… », « j'ai entendu dire… », « j'ai constaté récemment… », « je vois… ». Ces expressions indiquent assurément une porte d'entrée sensorielle qu'il convient d'utiliser.

À noter

S'accorder au registre sensoriel est une étape essentielle qui permet d'approcher les mécanismes cognitifs les plus personnels de l'interlocuteur.

Présentes dans toutes les activités cognitives, les représentations sensorielles, très efficaces, facilitent la compréhension et l'intégration de nos messages. Ce qu'on a du mal à comprendre dans un certain registre paraît tout simple dans un autre. Ceci explique pourquoi, dans un processus pédagogique, il est indispensable de présenter l'information dans les différents registres sensoriels. Cela permet d'y faire accéder le plus grand nombre, tandis que, si nous demeurons en permanence dans le même registre, seuls ceux qui le partagent en référence y auront accès.

À noter

| Le rapport s'établit dans l'échange et l'accord entre les messages non verbaux et les verbaux inscrits dans un registre sensoriel.

Les exercices suivants résument les techniques étudiées dans ce chapitre.

Observer le rapport et sa conduite   TRIO

Étape 1 Deux personnes entament une conversation et cherchent à établir le rapport, la troisième, l'observateur, est chargée d'être attentive.

L'une des deux personnes change intentionnellement de posture.

Étape 2 L'observateur note si le rapport est établi, relève les changements de posture ou de gestuelle et identifie le « conducteur » de la situation de communication.

Étape 3 On change de rôle, de façon à ce que chacun ait fait l'expérience de tous les rôles.

S'accorder à la qualité de la voix   TRIO

Une personne sera le témoin, les deux autres seront acteur 1 et acteur 2.

Étape 1 L'acteur 1 commence à bavarder avec l'acteur 2. Celui-ci écoute attentivement et, quand il se sent prêt, reformule une phrase en reprenant l'intonation et le rythme de la parole et le volume sonore de l'acteur 1.

Étape 2 Le témoin vérifie que l'accord est bon. Pour y arriver assurément, il peut synchroniser sa respiration avec celle de l'acteur 1, puis avec celle de l'acteur 2. S'il y a un important décalage, il le signale.

Étape 3 On change de rôle après quelques minutes et jusqu'à ce que chacun ait fait l'expérience des trois rôles.

NB : Si chacun se sent vraiment à l'aise dans cet exercice, l'acteur 1 peut allonger la phrase et même raconter une courte histoire, l'acteur 2 n'a pas à répéter, juste à s'accorder aux caractéristiques de la voix : ton, rythme, volume.

Étape 1 La première personne raconte une courte histoire en s'efforçant d'employer des termes visuels.

Étape 2 La deuxième personne lui répond sur le même registre.

Étape 3 La troisième personne commente cette histoire en changeant de registre sensoriel.

Étape 4 Les deux premières personnes doivent identifier le registre sensoriel du commentaire.

Étape 5 On reprend à l'étape 1 en changeant les rôles et les registres. À la fin de l'exercice, chaque personne doit avoir fait l'expérience de choisir un registre sensoriel précis (soit pour s'exprimer, soit pour répondre) et celle de changer volontairement de registre.

L'objectif de cet exercice et des suivants est de prendre conscience de son système de représentation sensorielle dominant, c'est-à-dire le plus facile et le plus naturel à utiliser, avant de s'intéresser de plus près aux registres qui demandent un effort pour les employer.

Étape 1 La première personne raconte une expérience qu'elle a vécue en s'exprimant sur le mode visuel.

Étape 2 La seconde personne reformule cette même expérience en s'exprimant sur le mode auditif.

Étape 3 La troisième personne raconte cette même expérience en termes kinesthésiques.

Étape 4 On reprend au début en changeant de rôle et d'expérience, de façon à ce que chacun ait expérimenté les trois registres sensoriels.

Étape 1 La première personne engage la conversation avec la deuxième, tandis que la troisième vérifie que le rapport s'établit en utilisant une liste d'éléments (distance conversationnelle, synchronisation, accord sur le registre sensoriel). La personne qui joue ce rôle de témoin laisse la conversation se dérouler pendant deux à trois minutes, puis note les réponses aux questions suivantes :

• qui semble mener le jeu ?

• y a-t-il un leader ?

- le rôle de leader change-t-il ?
- si oui, quand ou comment lequel des deux interlocuteurs semble s'adapter à la distance donnée par l'autre ?
- existe-t-il des réactions exprimant un malaise quand l'un des deux s'éloigne ou se rapproche de l'autre ?

Étape 2 La personne témoin fait part de ses observations aux deux autres et elles les vérifient ensemble :

- la perception du témoin correspond-elle au vécu des deux acteurs ?

Étape 3 Changement de rôle pour que chacun puisse jouer le rôle de témoin.

Les exercices précédents développent les aptitudes d'observation et le souci de vérifier que celles-ci correspondent bien à l'expérience des autres. Il est indispensable de confronter ses perceptions au vécu des autres, afin d'éviter de projeter ses propres critères et croyances. Établir le rapport en adaptant son comportement à celui de l'autre conduit à se mettre un peu à sa place en partageant son expérience et à faire preuve de respect à son égard. Enfin, c'est un moyen très efficace de le comprendre.

Pour vérifier que le rapport est établi, il existe au moins deux façons de procéder. La première s'applique intuitivement : on sait en effet si l'on se sent ou non à l'aise. Il s'agit d'une vérification kinesthésique qui généralement suffit. En cas de doute, on pourra confronter ce vécu à l'expérience de l'autre.

L'autre vérification, plus sûre, consiste à vérifier si l'on peut ou non « conduire », au sens PNL du terme. Si, par exemple, vous changez de posture et que votre partenaire vous suit dans un intervalle de trente secondes, cela signifie que vous conduisez. Dans le cas contraire, vous devez renforcer le rapport et le vérifier à nouveau un peu plus tard.

Naviguer avec aisance dans les registres sensoriels   **SOLO, DUO ou TRIO**

Voici une suite de phrases appartenant aux registres visuel, auditif et kinesthésique. Lisez chaque phrase et trouvez une réponse dans son registre sensoriel, puis traduisez-la dans les deux autres :

- **Je vois ce que vous voulez dire.**
  1) S'accorder   2) traduire   3) traduire
- **Mettez-vous sur la même longueur d'ondes.**
  1) S'accorder   2) traduire   3) traduire
- **Il agit comme s'il ne me voyait pas.**
  1) S'accorder   2) traduire   3) traduire
- **Je souhaite garder le contact avec M. Dupont.**
  1) S'accorder   2) traduire   3) traduire
- **Je n'ai eu que des échos favorables à son projet.**
  1) S'accorder   2) traduire   3) traduire
- **Il a des vues sur elle.**
  1) S'accorder   2) traduire   3) traduire

Récapitulons...

Au cours de ce chapitre, vous avez appris à :
- identifier le rapport grâce à l'observation du comportement non verbal ;
- utiliser votre comportement non verbal pour établir le rapport ;
- utiliser les registres sensoriels pour établir le rapport ;
- naviguer entre les différents registres sensoriels.

CHAPITRE 3

SAVOIR EXPRIMER CE QUE L'ON VEUT

Au programme

- Les objectifs
- Du vécu à sa représentation : les universels de modelage de l'expérience
- Les questions qui vont droit au but : le métamodèle pour le langage
- Élucider le non-dit : les omissions
- Des raccourcis trop faciles : les généralisations
- Transformer les faits avec les distorsions

Au cours de ce chapitre, vous allez découvrir comment la PNL applique son exigence de précision à la découverte des objectifs. Vous apprendrez aussi à utiliser les questions spécifiques pour aller chercher une information de qualité et explorer les zones d'ambiguïté dans le langage.

Les objectifs

La PNL s'intéresse aux situations de communication et aux expériences personnelles, afin d'évaluer si elles permettent ou non d'atteindre l'*objectif* désiré. Un échec est considéré comme un résultat non désiré, donc l'aboutissement d'un processus qu'il suffit d'examiner avec précision pour en trouver la faille et y remédier par une alternative efficace.

Le manque de précision dans la définition des objectifs et l'absence d'évaluation de leur faisabilité sont les principales causes des résultats non désirés. Au contraire, les personnes qui réussissent ce qu'elles entreprennent sont capables de définir très précisément leur part de responsabilité, celle des imprévus et les moyens nécessaires pour atteindre leurs objectifs.

Par exemple, si vous voulez vous faire élire en tant que chef d'un groupe donné, ce projet ne dépend pas que de vous, mais repose sur la décision de beaucoup de gens. Il y aura donc quelques objectifs intermédiaires avant de parvenir au résultat énoncé au départ. Si vous voulez améliorer votre classement au tennis ou au golf, l'atteinte de votre objectif dépend de vous, c'est le temps et l'investissement consentis à cet objectif qui vous permettront ou pas de l'atteindre.

Cela étant posé, la préparation intelligente d'un projet passe par un travail approfondi sur l'objectif, les moyens et la faisabilité. Plus cette étude aura produit une définition claire, plus l'objectif deviendra accessible. La PNL a développé, dès ses débuts, une **stratégie d'investigation des objectifs**, nous la mettons en œuvre systématiquement dans les démarches de développement personnel et, plus largement, dans toutes les situations qui demandent une évaluation des conditions initiales. C'est le cas par exemple des bilans de compétences, des entretiens préalables à un **coaching**, mais aussi des entretiens d'affaires.

Trop souvent, nous avons tendance à nous contenter des mots et, quand des résultats non désirés arrivent, nous accusons la malchance ou tout autre fait extérieur. Or, les mots ne font que représenter les moyens à mettre en œuvre, ils ne sont pas acteurs de réussite ou d'échec. Il faut s'en servir pour définir clairement ce que l'on veut, mais aussi comprendre que ce sont nos choix et nos actes qui déterminent nos résultats.

Mise au point d'une stratégie

Marie-Anne, chef d'entreprise, semble réussir tous ses projets, mais quel est son secret ?

– Selon vous, Marie-Anne, que faut-il faire pour atteindre son but ?

– Ce qui compte avant tout, c'est de savoir où l'on va. Mais, en réalité, on ne peut pas savoir où l'on va, si on ne sait pas d'abord d'où l'on part !, répond-elle après quelques instants de réflexion.

– Pouvez-vous préciser ?

– Oui, il faut être conscient de ce qu'on a déjà fait avant d'entreprendre autre chose. Par exemple, je sais qu'il y a des activités que je ne peux pas faire. Je pense au sport, j'ai horreur de cela, cela me prendrait trop d'énergie...

– Une énergie qui vous manquerait pour d'autres activités... ?

– Oui. Voyez-vous, quand je suis sur un projet, je prépare tout minutieusement, mentalement, je veux dire. Si, par exemple, il risque d'y avoir une négociation difficile, je prépare des réponses à toutes les objections qui me mettraient mal à l'aise, toutes les questions qu'il faut éclaircir. Je passe le temps nécessaire, et je trouve, sinon des solutions, au moins des réponses et des pistes de réflexion. Je me renseigne sur tout ce qui sera utile au projet. C'est comme si j'avais une petite caméra dans la tête, j'enregistre tout ce qu'il me faut. Ainsi, quand je démarre je me sens vraiment prête.

Marie-Anne a mis au point une stratégie très précise pour la gestion et la conduite de ses projets. Il est intéressant également de noter qu'on peut suivre pas à pas les différents registres sensoriels impliqués dans sa démarche... Les aspects visuels, auditifs et kinesthésiques sont très présents ; tout se passe comme si le projet était « répété », un peu à la manière d'une pièce de théâtre.

Marie-Anne insiste sur la nécessité de rassembler un maximum de données concrètes (sensorielles) avant de se lancer dans l'action. Ces informations donnent de la consistance à son objectif. Les problèmes prévisibles sont traités à l'avance, ainsi que les conséquences de l'objectif. Ce sont là les conditions nécessaires à la fois à l'élaboration d'un objectif « *écologique* » (les conséquences de l'objectif sont en accord avec le monde de la personne) et à sa réalisation positive.

En PNL, nous disposons d'une méthode d'exploration des objectifs, composée d'une série de questions pour obtenir des informations classées en différents thèmes, ainsi, les objectifs devront :

- être énoncés de façon affirmative ;
- être formulés en termes descriptifs ;
- envisager les conditions de faisabilité ;
- être compatibles avec l'« écologie » psychologique et relationnelle.

La PNL propose aussi quelques questions sélectionnées pour leur efficacité : les gens les plus doués dans leur domaine de communication les utilisent systématiquement, sous une forme ou une autre. Ces questions sont des pistes de recherche qui doivent nécessairement s'adapter aux contextes d'application.

À noter

QUESTIONS DE BASE POUR L'EXPLORATION DES OBJECTIFS

- Que voulez-vous ?
- Comment saurez-vous que vous l'avez obtenu ?
- Comment quelqu'un d'autre pourrait-il le savoir ?
- Que se passera-t-il quand vous atteindrez votre objectif ?
- Qu'est-ce qui pourrait vous empêcher de l'atteindre ?
- De qui dépend l'atteinte de cet objectif ?
- Quand voulez-vous atteindre votre objectif ?

Vous avez certainement envie de les essayer tout de suite ? N'hésitez pas ! Choisissez un projet qui vous tient à cœur, posez-vous toutes ces questions dans votre dialogue intérieur… Attention ! Il y a parfois des résultats inattendus. Aussi, avant d'essayer ce questionnaire sur un interlocuteur, lisez ce qui suit.

Chaque question vise un contexte particulier et s'enchaîne logiquement aux suivantes. Elles exigent des réponses sincères et correctement formulées, selon la PNL, fournissant une information utile pour celui qui travaille son objectif. Voici les consignes à observer.

Fournir des réponses affirmatives

Il s'agit de dire clairement ce que l'on veut. Cette consigne concerne toutes les questions de la méthode. En effet, la négation est une création abstraite qui se rajoute au fait qu'elle nie ou interdit ! Si, par exemple, vous voulez indiquer par une image qu'il est interdit de fumer, vous êtes obligé de représenter une cigarette ou un fumeur, plus le signe d'interdiction ou de négation. Un objectif formulé avec une négation telle que « Je ne veux pas continuer à supporter ce chef » fournit très peu d'informations utiles. Nous ne savons pas ce que veut la personne et, pour le savoir, nous devons demander des précisions : « Comment voyez-vous cela concrètement ? »

Seul le style direct et affirmatif fournit les informations recherchées, à partir desquelles nous allons engager notre exploration.

Choisir un style direct et affirmatif — SOLO

Étape 1   Concentrez votre attention sur votre dialogue intérieur, vous allez certainement y trouver des formulations négatives.

Étape 2   Explorez-les en cherchant ce que vous voulez à la place de cette négation.

Étape 3   Trouvez la phrase affirmative qui s'adapte le mieux à la situation.

Par exemple, examinez votre dialogue intérieur en cherchant l'objectif non dit, mais présent dans les phrases négatives. Quand vous vous dites quelque chose comme « J'en ai assez, rien ne marche, je n'ai pas le moral… », c'est peut-être pour exprimer un souhait, un besoin, une envie… Essayez de préciser : « J'ai besoin de me reposer, il me faut du calme. J'ai envie de prendre quelques jours au soleil… »

Dans la relation d'aide, nous pouvons être conduits à faire l'impasse sur une formulation négative et solliciter la production d'une information par un autre moyen, comme la reformulation.

Pour éviter d'oublier cet aspect des choses, faites le test de l'image, votre interlocuteur dit : « La proposition de mon patron, je n'en veux pas ! » Soyons clairs, si vous cherchez à visualiser l'objectif de votre interlocuteur, la seule chose plausible consiste à l'imaginer en train de dire non, vous n'êtes absolument pas informé de ce qu'il veut ou de ce qu'il attend.

Préférer les réponses exprimées en termes descriptifs

Cette consigne s'applique à toutes les questions mais surtout aux premières ; il est indispensable de pouvoir accéder à une représentation sensorielle de l'objectif. À la question « Que voulez-vous ? », il est possible de substituer « Comment voyez-vous cet objectif ? » ; en effet, une représentation sensorielle riche suppose une exploration précise. En outre, elle joue un rôle important dans la motivation, car il est tout à fait stimulant d'aller vers un objectif clairement identifié par une image valorisée.

Ainsi, cette exigence de précisions sensorielles s'applique-t-elle à de très nombreuses situations de communication. Croire que les autres comprennent nos attentes sans qu'il soit nécessaire de les exprimer est un leurre ; nos attentes, pour être comprises, doivent être énoncées clairement pour que l'interlocuteur puisse les imaginer. Évaluez la différence entre : « Sois gentil ! » et « Pense à me souhaiter ma fête ! »

Quand nous n'obtenons pas les informations descriptives utiles, nous avons tendance à les fabriquer de toutes pièces, ce qui provoque généralement complications et malentendus. Pour les éviter, nous pouvons employer d'autres questions. Il s'agit de faire descendre le niveau d'abstraction, jusqu'à ce que les ambiguïtés qui causent des problèmes diminuent.

Ainsi, lorsque nous posons la question : « Comment saurez-vous que vous avez atteint votre objectif ? », nous voulons obtenir des réponses qui nous montreront quelles sont les preuves visibles, tangibles, audibles, dont l'interlocuteur a besoin pour être sûr d'avoir atteint son objectif.

Les termes abstraits ont leur utilité pour définir les grandes lignes. Si quelqu'un dit : « Je veux améliorer la qualité de mes relations avec mon amie », nous n'avons aucune idée de la façon dont il voit cela, ni des preuves sensorielles nécessaires pour qu'il puisse constater une amélioration. Pourtant, ce sont précisément ces informations que nous cherchons. Ce type d'information est très utile, car les gens focalisent leur attention sur leurs frustrations et sont rarement conscients de leurs critères. La méthode PNL d'exploration des objectifs est une démarche indispensable dans un processus de connaissance de soi.

Enfin, nous allons chercher à savoir si l'objectif atteint peut être observé de l'extérieur. En effet, il peut être intéressant de vérifier si les changements dus à l'objectif sont perceptibles pour un tiers. Certains objectifs très personnels, tels que « perdre du poids » ou « cesser de fumer », exigent le changement radical d'un comportement jusque-là ancré dans les habitudes. Il arrive alors que l'objectif soit présenté comme une mission destinée à « faire plaisir » à une autre personne. Dans ce cas, il faut explorer cette motivation. Quitte à sembler égoïste, la mise en œuvre d'un objectif peut démarrer par une motivation altruiste, mais son maintien et son aboutissement dépendent davantage des bénéfices personnels obtenus.

Quelques questions supplémentaires en cas de doute !

Quand les termes d'une affirmation sont trop vagues pour que nous puissions avoir une idée claire de leur sens, nous procédons ainsi. Quelqu'un dit : « C'est ma timidité qui m'empêche d'atteindre mes buts. » Sans rien ajouter à l'affirmation et en réutilisant ses propres termes, nous interrogeons alors : « Comment votre timidité agit-elle précisément pour vous empêcher d'atteindre vos buts ? »

Si quelqu'un dit : « Je veux prendre plus de responsabilités dans mon travail », nous pouvons explorer de la façon suivante : « Pour vous, les responsabilités, qu'est-ce que cela représente ? »

Toutes les questions appellent des réponses différentes de « oui » ou « non » pour permettre à notre interlocuteur de s'exprimer avec plus de détails et de précision.

Les conditions de faisabilité

Ces conditions s'appliquent à partir de la question « Qu'est-ce qui pourrait vous empêcher d'atteindre votre objectif ? ». Elles concernent, d'une part, les moyens mis en œuvre, d'autre part, la responsabilité de l'objectif.

Quand nous posons la question : « Qu'est-ce qui pourrait vous empêcher d'atteindre votre objectif ? », les réponses évoquent généralement des faits, des événements, parfois des personnes. Nous cherchons à souligner les obstacles éventuels afin de mieux nous y préparer : **plus l'évaluation sera juste, plus la stratégie pourra être adaptée.** Quel que soit le contexte professionnel, sportif ou personnel, partir gagnant ne signifie pas ignorer ou mésestimer les difficultés de l'épreuve.

Énoncer les difficultés éventuelles permet en outre de se situer à leur égard et de mesurer la détermination et la motivation. Plus on considère que les obstacles, mêmes importants, restent franchissables et relèvent de sa responsabilité, plus on peut compter sur sa motivation. Quand les difficultés sont surévaluées ou estimées trop lourdes à gérer, cela entraîne dans la plupart des cas une modification de l'objectif.

La question des obstacles reste liée à celle des moyens. Nous disposons alors de plusieurs interrogations : « Comment pensez-vous faire pour atteindre votre objectif ? » ou « Avez-vous déjà mis quelques moyens en œuvre en vue de cet objectif ? » Cette dernière question permettra en outre de cerner les responsabilités.

À noter

Les objectifs de développement personnel nécessitent un fort investissement et dépendent essentiellement de notre propre responsabilité. Un objectif dont l'atteinte serait soumise au changement d'une tierce personne n'a aucune chance d'aboutir.

Si quelqu'un dit : « Je me sentirais heureux, si mon collègue était plus sympathique », l'atteinte de son objectif, soumise à des éléments difficilement maîtrisables, ne répond pas aux conditions de faisabilité. S'il utilise une formulation comme « Je me sentirais heureux, si je parvenais à ignorer la mauvaise humeur de mon collègue ! », il se donne les moyens psychologiques d'arriver à ses fins (l'atteinte de son objectif ne dépend que de lui). **Il est important de respecter l'environnement psychologique et relationnel.**

Les conditions d'« écologie »

Un objectif est « écologique », quand il s'intègre parfaitement dans l'environnement psychologique et relationnel. Autrement dit, l'objectif doit être en accord avec la personnalité, les aspirations de la personne, apporter surtout des bénéfices et ne pas avoir de conséquences désagréables pour l'entourage. Dans cette perspective, nous allons explorer les pistes suivantes :

L'objectif est-il ou non en harmonie avec la personne ?

Si l'on tient compte des conditions de départ, des valeurs et des croyances de la personne, est-il possible d'intégrer le but atteint dans sa carte de la réalité ?

Le fait par exemple de manger à l'excès a comme effet désagréable de faire grossir, mais s'intègre à « l'écologie » personnelle de l'individu en apportant d'autres satisfactions. Quelqu'un désirant mincir ne pourra le faire de façon durable que si cela lui procure une satisfaction comparable ou supérieure à celle éprouvée en mangeant trop. Le changement doit respecter cette « écologie » personnelle pour persister, sinon les anciennes habitudes reviennent rapidement.

Un objectif « écologique » doit intégrer parfaitement la personnalité et les aspirations de l'individu. Certains affirment vouloir atteindre un but, mettent tout en œuvre pour l'obtenir, puis y étant parvenus, s'aperçoivent que cela ne leur convient pas. Dans la relation d'aide ou de conseil, on rencontre fréquemment des gens dont les objectifs ne répondent pas aux conditions d'« écologie ». Il s'agit alors

que la personne prenne conscience de l'inadaptation de cet objectif,
accepte ces nouvelles données et travaille ensuite à le modifier.

Exemple

Brigitte cherche un poste de secrétaire. Elle est trilingue, possède les
qualifications requises et obtient un contrat intéressant qui correspond tout à
fait, dit-elle, à ses aspirations. Mais cela ne dure pas.

« J'avais tout ce que je voulais, de l'autonomie, un travail intéressant, des
contacts avec des gens, la pratique des langues. En fait, je n'ai pas démérité,
mais je me suis aperçue que cela ne me convenait pas. Cela a remis beaucoup
de choses en question, je m'étais trompée de but, je me rendais compte que je
ne pourrais pas continuer à assumer... J'avais construit mon projet sur une belle
image, mais cela ne correspondait pas à ma véritable personnalité, je ne pouvais
pas coller à ce modèle. J'ai changé de métier ! »

Parfois, nous mettons en œuvre un projet en apparence bien pensé
et qui donne les résultats prévus, jusqu'au jour où l'on découvre un
sentiment de malaise ou d'inadaptation. L'exploration de l'« écologie » de l'objectif permet d'éviter de se lancer sur une piste pouvant
devenir à terme une impasse. D'autre part, atteindre un but doit
aussi respecter l'environnement relationnel. Si quelqu'un doit subir
des conséquences négatives à l'issue de la démarche, cela conduit à
réévaluer la hiérarchie des priorités.

Les questions abordées à cette étape visent à explorer les conséquences prévisibles : qu'est-ce qui va changer quand cet objectif
sera atteint, pour vous-même, pour votre entourage ?

Enfin, munis de toutes ces informations, nous allons aborder le
domaine des critères et des croyances par une question qui semble
un peu étrange de prime abord : « Que pouvez-vous perdre en
atteignant votre objectif ? »

Une personne qui affirme : « Je veux avoir davantage confiance
en moi ! » n'imagine pas qu'elle pourrait perdre quelque chose en
atteignant son but. Abandonner le sentiment de malaise ou de
manque de confiance ne semble pas une grande perte. Cependant,
il convient de s'interrroger sur le rôle que joue le « manque de

confiance » dans l'« écologie » de la personne. Existe-t-il des bénéfices secondaires, des avantages non dits, inhérents au « manque de confiance » ? Si c'est le cas, une réévaluation des priorités s'impose ainsi qu'une réflexion sur les contextes.

Nous pouvons chercher à savoir s'il existe des circonstances où la personne ne veut pas de cet objectif. Si nous devons accompagner la personne dans une démarche de développement personnel ou de **coaching**, ce détail revêt une grande importance.

Après avoir obtenu des réponses à toutes ces questions, les dernières hésitations peuvent se tapir dans un recoin de la carte de la réalité ! Elles ne résisteront pas à l'assaut final : « En toute connaissance de cause, estimez-vous que cet objectif en vaille la peine ? » Les réponses à cette ultime question renverront au domaine subjectif des critères et des croyances.

Cette stratégie d'exploration des objectifs n'est faite ni pour décourager, ni pour juger de la valeur des objectifs, mais pour vérifier leur faisabilité psychologique. Dans le contexte de relation d'aide, de conseil, de **coaching**, elle représente un des meilleurs outils de la PNL. Elle assure la crédibilité de la démarche et permet de prendre conscience des objectifs réels.

Nous devons respecter les choix de chacun. Même si notre expérience nous porte à évaluer avec discernement les besoins réels de notre interlocuteur, ce dernier doit être prêt psychologiquement et il n'y a que lui pour en décider. Dans le domaine psychologique, le plus court chemin d'un point à un autre n'est pas forcément la ligne droite… L'objectif énoncé aujourd'hui n'est peut-être qu'une étape d'un projet ultérieur.

Acquérir une bonne pratique de l'exploration des objectifs	SOLO

Étape 1   Examinez les questions qu'on a l'habitude de poser, sélectionnez-en cinq ou six.

Étape 2   Comparez ces questions à celles que propose la PNL.

Étape 3   Distinguez quelle sorte d'information apporte chaque question.

Étape 4 Adaptez les questions de la PNL à vos besoins spécifiques.
Étape 5 Passez rapidement à la pratique avec vos interlocuteurs habituels.

Observez comment les gens que vous côtoyez s'informent, quelles questions ils posent le plus souvent, quelles sont celles qui vous paraissent vraiment efficaces. Observez aussi les « pros » ! Il est très instructif de voir à l'œuvre les gens dont le métier nécessite une recherche d'information.

Un autre type d'application consiste en la coordination d'objectifs. Par exemple, dans une discussion, informez-vous en posant les questions PNL, puis présentez votre propre objectif en utilisant aussi cette stratégie. De nombreuses situations de communication exigent d'accorder les objectifs de chacun : en famille, au travail ou dans les relations personnelles. Cet accord doit non seulement porter sur le contenu de l'objectif, mais aussi sur sa mise en œuvre dans le temps : les objectifs peuvent s'harmoniser sur le court terme et s'opposer sur le long terme, ce qui conduit à les réajuster. Les problèmes rencontrés résultent en général d'un manque de précision dans la description des objectifs. La stratégie proposée par la PNL est destinée à aller rapidement au cœur du problème et non à l'éviter.

Du vécu à sa représentation : les universels de modelage de l'expérience

Cette expression désigne en PNL les processus qui contribuent à façonner nos cartes de la réalité, ou représentations du monde. Nous avons déjà évoqué les différences individuelles entre ces cartes de la réalité. Notre représentation du monde s'édifie en fonction des registres sensoriels prédominants, des contextes culturels et de notre histoire personnelle. Même si l'on présuppose que la réalité est la même pour tous, nous ne sommes pas tous égaux sur le plan de sa perception, encore moins de ses représentations. Il reste impossible de percevoir la réalité exactement de la même façon qu'une autre personne, surtout lorsque des différences patentes

© Groupe Eyrolles

séparent les gens. Adultes, nous avons oublié à quoi ressemblait le monde vu par un enfant de cinq ans et appris, parfois à nos dépens, qu'il valait mieux ne pas discuter des goûts et des couleurs !

À noter

> Les contraintes d'ordre culturel jouent un rôle déterminant dans notre représentation du monde ; elles se manifestent dans nos comportements, nos choix, nos décisions, nos croyances et, bien entendu, au niveau du langage !

Il y a une étroite liaison entre perception, représentation sensorielle et langage : l'anthropologue Edward T. Hall a constaté que certains peuples disposent seulement de trois mots pour identifier les couleurs, tandis que d'autres en emploient une quarantaine pour décrire leur perception de la neige !

Reconnaître qu'il existe des différences entre les modèles de la réalité est l'étape fondamentale, avant l'examen des processus qui conduisent à ces différences pour comprendre leur rôle dans le codage des expériences. **En PNL, la personne est considérée comme un véritable univers dont les lois, les territoires, les frontières et la culture sont codés dans une carte de la réalité.** Si nous voulons communiquer avec efficacité, nous devons nous adapter à cet univers par la pensée et le comportement. Ce qu'il y a de commun entre les univers, ce sont, semble-t-il, les outils ayant servi à en coder les modèles du monde, notamment les « *universels de modelage de l'expérience* », que nous allons présenter ici.

À noter

> L'observation attentive du langage est le moyen d'accès aux processus universels de modelage de l'expérience. L'utilisation du langage en fournit les moyens d'action.

Le linguiste Noam Chomsky postule l'existence d'une « grammaire universelle » correspondant à une organisation innée du cerveau qui peut expliquer l'aptitude de chaque être humain au langage[5]. Il complète son hypothèse en évoquant l'existence de plusieurs niveaux de codage, les structures « profonde » et « superficielle » du langage. Richard Bandler et John Grinder ont exploité les idées de Chomsky et appliqué à l'édification des représentations du monde les métaphores de la « grammaire universelle » et d'une organisation à plusieurs niveaux entre l'expérience et son codage. Autrement dit, **chacun construit sa carte du monde en codant son expérience**, d'une part, sous la forme de représentations sensorielles (chapitres 1 et 2), d'autre part, sous une forme linguistique à deux niveaux (profond et superficiel).

À noter

| Il existe trois principaux outils de codage, appelés en PNL « universels de modelage de l'expérience » : l'omission, la généralisation et la distorsion.

Ce codage nécessite une sélection, seuls certains éléments sont retenus, les autres demeurent dans des zones d'ombre.

Exemple

Imaginez par exemple que vous êtes allé vous promener sur la plage. Tous vos sens ont perçu des informations nombreuses et variées ; ces informations ont été, d'une part, rangées dans votre mémoire sous forme de souvenirs visuels, auditifs ou kinesthésiques, d'autre part, codées par des mots pour former une sorte de base de données linguistiques.

Quand vous évoquez cette expérience, vous allez chercher dans votre mémoire ses représentations sensorielles. Si vous y réfléchissez ou en parlez avec quelqu'un, vous sélectionnez parmi les mots de votre base de données linguistiques ceux qui traduisent les représentations sensorielles de l'expérience et qui conviennent le mieux au message que vous voulez transmettre.

---

5. Un article de la revue *Science et Vie* (n° 1 025, février 2003) nous apprend que les recherches scientifiques tendent à valider les hypothèses que Noam Chomsky avançait dès les années 1950. Les bébés semblent dotés, dès la naissance, de compétences innées pour acquérir naturellement les règles grammaticales de toutes les langues.

Il y a donc trois niveaux différents : les représentations sensorielles, les mots qui les traduisent et ceux qui sont sélectionnés pour transmettre les messages utiles, selon la situation de communication.

L'*omission*, la *généralisation* et la *distorsion* agissent en tant qu'outils de sélection et révèlent comment la carte de la réalité a été construite. Comme toute sélection élimine certains éléments, l'action de ces outils laisse des zones d'ombre que la PNL se propose d'explorer.

La PNL s'intéresse de près à ces processus car ils permettent, chacun à sa manière, d'escamoter des éléments de la représentation du monde. On peut comprendre l'omission, la généralisation et la distorsion comme des filtres agissant entre le réel et sa représentation. Ainsi, dans une démarche de développement personnel, doit-on partir à la découverte de ces zones d'ombre. Enfin, avant d'aller plus loin, il reste à expliquer que nous ne sommes pas conscients d'appliquer ces filtres, tout comme nous parlons notre langue sans être conscients d'utiliser des règles de grammaire.

L'action de ces filtres pose problème si et seulement s'ils ont construit des limites trop étroites à la représentation du monde, restreignant les possibilités de choix. Quand on ressent une difficulté, elle se présente comme un comportement non désiré assorti d'un manque de choix : on agit de la sorte parce qu'on n'a pas d'autre choix à cet instant. La PNL, en explorant les zones d'ombre laissées par les universels de modelage de l'expérience, donne de nouvelles frontières à la carte de la réalité, restaurant alors les possibilités de choix.

À noter

> Dans le cadre du développement personnel, toutes les interventions de la PNL ont pour but d'enrichir la carte de la réalité, afin qu'elle offre une plus large liberté d'action.

L'omission est un processus qui permet d'ignorer des éléments pour aller directement à l'essentiel. Dans une situation de communication, elle permet de gagner du temps, au détriment de la précision ; il faut présupposer que les éléments omis sont connus de tous, ce qui n'est jamais certain. Si vous expliquez quelque chose à quelqu'un, vous partez généralement d'un point de départ en omettant ce qu'il est censé connaître. L'omission survient lorsqu'un élément ou une partie de la carte de la réalité se trouvent carrément passés sous silence, c'est le processus de sélection par excellence. L'omission conduit à ignorer certains aspects de la perception ou de l'expérience au détriment d'autres jugés plus valides ou moins dangereux pour notre possibilité d'appréhender le monde extérieur.

À noter

L'omission permet de réduire notre carte de la réalité aux proportions que nous nous sentons en mesure d'accepter et de gérer, mais aussi de supprimer les éléments superflus pour nous concentrer sur l'essentiel !

La généralisation est un processus qui conduit un élément à prendre la place d'une catégorie entière, dans laquelle cet élément ne devient plus qu'un exemple. C'est probablement le filtre le plus connu, ses effets peuvent être aussi bien merveilleux que désastreux ! Grâce à la généralisation, il est possible d'étendre l'expérience acquise en une seule fois à d'autres expériences identifiées comme similaires, sur la base de quelques éléments. La généralisation facilite les apprentissages, une seule expérience suffit dans bien des cas à ancrer solidement une connaissance, mais lorsque ce mécanisme s'applique à des situations qui exigent plus de nuances, des problèmes surgissent. Si quelqu'un dit : « Tous les chiens sont dangereux ! », nous comprenons facilement qu'il n'a pas pu vérifier son affirmation ; en revanche, il a peut-être vécu une expérience désagréable, ce qui le conduit ensuite à faire de ce cas particulier une règle générale. La généralisation est également à la base de toutes les croyances qui génèrent des comportements d'exclusion, de peur de l'autre ou d'intolérance.

La distorsion est un processus de substitution : on modifie les données dont on dispose pour les réorganiser autrement. C'est de cette façon qu'on peut imaginer le résultat d'une tâche en cours, créer des œuvres d'art ou fabriquer de gros problèmes personnels et relationnels. Beaucoup de gens se compliquent la vie en imaginant des enchaînements de faits, à partir de quelques éléments. Dans son livre *Faites vous-même votre malheur*, le psychiatre Paul Watzlawick décrit le processus avec précision pour démontrer comment nous construisons notre réalité en créant de toutes pièces des liens entre des faits.

Les trois universels de modelage de l'expérience présentent donc des avantages et des inconvénients. Ils tracent les limites de notre carte de la réalité et fixent les choix disponibles. Nos capacités d'adaptation dépendent directement de leur action. La PNL, en explorant ces phénomènes, nous propose d'accéder à une représentation du monde personnalisée qui offre à la fois des références stables et une large palette de choix.

Par ailleurs, les trois universels de modelage sont étroitement imbriqués et il peut sembler un peu compliqué de discerner exactement de quelle catégorie relève le blocage qu'ils révèlent, comme le montre l'exemple suivant.

Reconnaître les universels de modelage

Groucho affirme : « Personne ne peut me comprendre. » Cela laisse supposer qu'il s'estime rejeté, incompris, peut-être a-t-il vécu quelques exemples d'une telle expérience pour arriver à cette affirmation. Si cette expérience est généralisée, il finira par omettre de recevoir consciemment les signes qui pourraient lui prouver que les autres le comprennent, puis à anticiper les sentiments négatifs que les inconnus sont supposés avoir à son égard, puisque « personne ne peut le comprendre ».

Ainsi, cette affirmation banale montre une expérience qui a été généralisée, qui a conduit à des omissions et à des distorsions. À partir de cette généralisation, Groucho a mis en place des comportements d'évitement, de prévision, de protection, dans les situations de communication. En toute logique, Groucho récolte de l'incompréhension de la part des autres, ce qui renforce à nouveau sa croyance !

Une situation peut apparaître, de prime abord, bloquée par l'action des universels de modelage (omission, généralisation et distorsion). Le résultat du comportement apporte de nouvelles preuves pour le justifier, mais, au départ, la carte de la réalité a été faussée. En premier lieu, il s'agit d'identifier les frontières de cette carte, c'est-à-dire les croyances qui la limitent, puis de travailler à les rendre plus opérantes, pour restaurer les possibilités de choix et débloquer la situation.

Les questions qui vont droit au but : le métamodèle pour le langage

Le *métamodèle* est l'outil que la PNL met à notre disposition pour explorer les zones d'ombre indiquées par la présence, dans le langage, d'omissions, de généralisations et de distorsions. Ce terme signifie qu'il s'agit d'un dispositif placé en témoin (méta) du modèle observé (le langage). **Le métamodèle est un ensemble de questions destinées à clarifier les ambiguïtés du langage.**

Dans leur ouvrage, *The Structure of Magic*, Richard Bandler et John Grinder ont présenté le métamodèle pour le langage comme un puissant outil qu'il convient de manipuler avec précaution. En effet, ses questions ciblent les zones d'ombre et font surgir des informations parfois dérangeantes. Nous préconisons de les employer d'abord sur soi-même, pour explorer le dialogue intérieur avant d'en faire usage en situation de communication.

Les indices d'omissions, de généralisations et de distorsions abondent, mais nous ne sommes pas habitués à les relever. Pour utiliser le métamodèle, il faudra apprendre à bien observer, puis à devenir très précis quand nous nous exprimons ; bien que leur apprentissage exige un peu de temps et de méthode, les bénéfices sont importants et immédiats.

Le métamodèle postule l'existence de deux niveaux linguistiques (voir schéma ci-dessous) :

- **la structure superficielle du langage** comprend les paroles utilisées pour communiquer avec les autres et celles du dialogue intérieur. Certains auteurs emploient aussi l'expression de « structure superficielle » pour désigner les paroles elles-mêmes ;
- **la structure profonde du langage**, version linguistique complète de l'expérience, traduit par des mots les représentations sensorielles qui la codent.

De la structure profonde à la structure superficielle

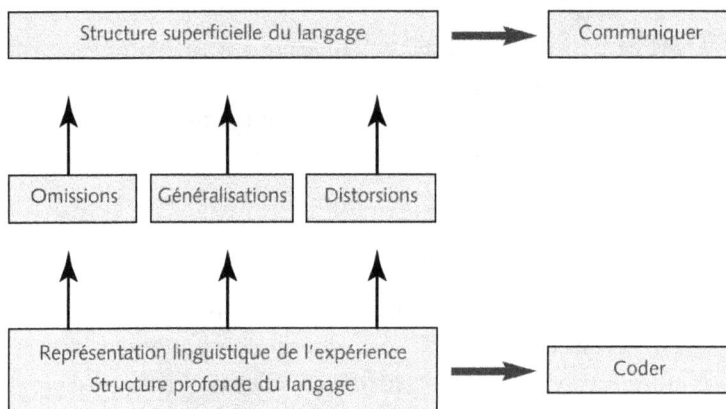

La structure superficielle est comme la partie émergée d'un iceberg, alors que la structure profonde occupe une place considérable !

Structure superficielle et structure profonde

Gaëtan dit : « Martin a acheté une voiture. » Sa remarque relève d'une structure superficielle. La structure profonde correspondante pourrait être : « Martin a acheté à quelqu'un, tel jour, à tel endroit, une voiture de telle marque contre une certaine somme d'argent. »

En partant d'une simple phrase décrivant un fait vécu, exercez-vous à chercher les informations de la structure profonde qui décrivent toute l'expérience.

La structure profonde comprend les éléments linguistiques qui traduisent l'expérience, mais tous n'y figurent pas car les universels de modelage ont agi, une première fois, entre l'expérience et cette structure profonde du langage et, une seconde fois, entre cette dernière et la structure superficielle.

À noter

En développement personnel comme en psychothérapie, le travail consiste à explorer les frontières de la carte de la réalité, pour traquer les blocages et libérer les possibilités de choix.

Dans ce dessein, la première étape sert à reconnaître les obstacles par un travail à la fois sur la structure superficielle et la structure profonde du langage puis, dans un second temps, à reconstruire une carte de la réalité opérationnelle à partir du résultat de ce travail.

Dans d'autres situations de communication, le travail n'ira pas aussi loin, mais le principe reste le même : découvrir et explorer les zones d'ombre de la carte de la réalité à laquelle se réfèrent les acteurs impliqués. Par la suite, nous mettrons conjointement en œuvre les techniques d'observation du comportement non verbal étudiées aux chapitres précédents et celles du métamodèle.

Élucider le non-dit : les omissions

Une omission permet d'ignorer certains éléments, tandis que d'autres sont mis en exergue. On rencontre des omissions dans chaque phrase prononcée, mais elles ne sont pas toutes semblables, on en distingue plusieurs.

Les omissions simples liées au verbe

Tous les verbes du langage courant peuvent s'accompagner d'une omission, excepté les verbes techniques. Si quelqu'un dit : « cette nouvelle m'a surpris », nous allons essayer d'imaginer cela en construisant une image mentale. Dans cet exemple, on pourra y placer la personne qui se dit surprise, mais tout ce qui s'y ajoutera sera le fruit de l'imagination, si l'on s'en tient aux faits énoncés, la personne n'a dit ni comment, ni quand, elle a été surprise et elle n'a pas parlé du contenu de cette nouvelle : là réside l'omission.

Alors que faire pour obtenir l'information ? La tentation est grande de demander : « Pourquoi cette nouvelle vous a-t-elle surpris ? » Allez-y, posez cette question et recommencez à construire une image mentale précise avec une réponse telle que : « Cette nouvelle m'a surpris car elle était vraiment inattendue ! »

Bravo ! Vous venez d'obtenir une deuxième omission liée cette fois au verbe de la seconde proposition ! Ne vous découragez pas, la bonne réponse ne va pas tarder. Essayez plutôt la question que préconise la PNL : « Comment, précisément, cette nouvelle vous a-t-elle surpris ? » Vous constaterez que l'information obtenue cette fois est différente, sans doute de meilleure qualité parce qu'elle révèle le processus de la surprise. La question « Comment précisément ? » oblige à examiner le processus de l'action.

Identifiez les omissions liées aux verbes

Voici quelques exemples d'omissions liées aux verbes. Une question est proposée, mais ce n'est qu'une suggestion, vous pouvez en trouver d'autres :

• Les routes sont dangereuses...
Pour qui en particulier ?
• Les singes me font peur !...
Comment précisément vous font-ils peur ?
• Je vais préparer ce rapport...
Comment précisément allez-vous le préparer ?
• Je ne comprends pas ce qu'il veut...
Comment savez-vous que vous ne comprenez pas ?
• Martine m'a fait plaisir...
Comment précisément vous a-t-elle fait plaisir ?

Les omissions simples par comparaison

Pour comparer, nous avons besoin d'au moins deux éléments. Or, dans le langage de la conversation, il en manque souvent un ! L'omission, évidente, présuppose que l'interlocuteur connaît la référence de la comparaison, mais ce n'est pas toujours le cas et cela justifie de demander des précisions. Il en va de même avec les superlatifs qui mettent en évidence un élément, sans pour autant indiquer l'ensemble auquel il se réfère. Dans une phrase telle que « Ce serait mieux pour vous d'habiter à la campagne ! », nous sommes tentés de présupposer que la personne fait une comparaison entre campagne et ville, mais ce n'est pas précisé. Pour l'affirmation « Jeanne est la plus gentille ! », nous ignorons tout de l'ensemble auquel se réfère le *locuteur*... De même que : « Ce sera pire, si vous faites ce choix ! »

Bien que la publicité comparative ne soit pas autorisée en France, on observe dans les messages un usage immodéré des omissions par comparaison tels que « Chez Untel, c'est moins cher » ou encore « X lave plus blanc », etc. Le consommateur doit compléter les comparaisons pour donner un sens aux messages, ce qui l'implique dans le processus et l'incite à préférer le produit vanté.

Pour obtenir l'information manquante, la PNL suggère d'employer des questions du type « Comparé à quoi ? » ou « Par rapport à quoi ? ».

Identifiez les omissions par comparaison

- J'ai payé ces pommes moins cher !...
Moins cher comparé à quoi ?
- C'est mieux pour vous !...
Mieux que quoi ?
- Cela revient au même !
Par rapport à quoi ?
- Je vends les plus belles oranges !...
Les plus belles comparé à quoi ?
- Rester dans l'ignorance, c'est cela le pire !...
Le pire par rapport à quoi ?

Passant inaperçues, les omissions complexes que nous allons présenter maintenant sont plus insidieuses que les précédentes. Elles sont révélées par les *opérateurs modaux* de nécessité et de possibilité qui correspondent dans le langage courant aux verbes « falloir », « devoir », « vouloir », « pouvoir » et leurs expressions dérivées, comme « il faut » ou encore « c'est nécessaire », « avoir à », « être obligé », « être contraint », etc. Les opérateurs modaux de possibilité désignent des expressions telles que « C'est impossible », « Je ne peux pas », « On n'est pas capable de »…

Les omissions complexes liées aux opérateurs modaux de possibilité

Ces expressions introduisent une affirmation indiquant une limite ou une impossibilité, mais ne donnent aucune information quant à la façon dont fonctionne cette limite. Par exemple, une phrase telle que « Je ne peux pas discuter avec mes voisins » indique clairement une impossibilité, mais ne donne aucune indication qui puisse éclairer la situation. Là encore, on peut être tenté de poser la question « Pourquoi ? », mais, si nous le faisons, nous recueillons des réponses en forme de justifications, de bonnes raisons mais rien de vraiment utile pour comprendre le processus en cours. Une réponse telle que « Je ne peux pas discuter avec mes voisins parce qu'ils sont trop méfiants » est assez typique. Elle énonce une bonne raison et, en général, les choses s'arrêtent là, sauf si, dans le cadre de la situation de communication, il est nécessaire d'aller plus loin.

La PNL préconise alors de contester l'affirmation en demandant : « Comment savez-vous qu'ils sont méfiants ? » Cette question permet de recueillir des informations pertinentes à propos du processus ayant conduit à étiqueter les voisins comme « méfiants », on peut donc s'attendre à recueillir une description des faits observés et de leur évaluation. Une fois encore, la question de la PNL oriente le dialogue vers la recherche d'un processus et non vers l'énonciation de justifications.

Une autre possibilité, plus simple, supprime une étape et cherche directement à identifier l'élément omis dans la phrase « Je ne peux pas discuter avec mes voisins ». Lorsqu'une action est impossible, c'est qu'un obstacle s'interpose, quelque chose bloque, gêne ou empêche d'agir. Or l'omission masque précisément cet élément. Ainsi, pour accéder à la description de l'obstacle, nous pouvons demander : « Qu'est-ce qui vous empêche de le faire ? » Même si la personne garde sa réponse pour elle, la question l'a orientée vers le processus de son comportement et vers les limites de sa carte de la réalité.

Les omissions complexes liées aux opérateurs modaux de nécessité

Les opérateurs modaux de nécessité agissent d'une manière légèrement différente. Si nous examinons la phrase « Il ne faut pas prendre d'auto-stoppeurs », nous avons le choix entre accepter cette affirmation telle quelle et la faire préciser pour la contester. Nous pouvons aussi céder à la tentation de la question « Pourquoi ne faut-il pas prendre d'auto-stoppeurs ? » et probablement recueillir une réponse comme « Parce que cela peut être dangereux ! ». Bravo ! Non contents d'avoir une omission avec l'opérateur modal de nécessité, nous en avons maintenant une seconde liée au verbe ! Tout est à recommencer. Nous devons chercher comment, et pour qui, le fait de prendre des auto-stoppeurs peut être dangereux ; bien que cela demande du temps et que les informations ne soient pas toujours utiles. Ce n'est pas forcément une fausse manœuvre que de céder au « pourquoi », à condition de le faire en toute connaissance et non par habitude… Faire un petit détour peut parfois s'avérer inutile, on peut en profiter pour renforcer le rapport, avant de passer à une recherche plus efficace.

Considérons à présent une affirmation souvent énoncée par des gens en parcours de développement personnel : « Il ne faut pas montrer ses émotions ! » Quand vous l'entendez, vous avez le sentiment qu'il manque quelque chose, ce n'est pas assez précis ; de plus, il est impossible d'en construire une image mentale. Si vous demandez « Pourquoi ne faut-il pas montrer ses émotions ? », vous savez que vous n'obtiendrez rien de vraiment utile pour la suite… **Un opérateur modal de nécessité sert à exprimer une loi, un interdit** et, normalement, on devrait aussi connaître les conséquences en cas de transgression. Or, c'est précisément ce qui manque !

Si vous saviez à quoi vous vous exposez en transgressant cette loi, vous disposeriez alors d'une information de valeur. La simple question « Que se passerait-il, si vous montriez vos émotions ? » offre à votre interlocuteur la possibilité de décrire ce qu'il craint et ce qui justifie de construire une loi pour s'en protéger.

Dans l'exemple « Il faut aider les jeunes ! », la question qui contesterait l'affirmation et permettrait d'élucider l'omission serait « Que se passerait-il, si je ne les aidais pas ? » ou encore « Qu'arriverait-il, si vous ne les aidiez pas ? ».

Une autre forme de question en raccourci consiste à ajouter « Parce que sinon ? ».

Les opérateurs modaux de nécessité et de possibilité indiquent les limites de notre carte de la réalité. Ils énoncent des règles ; certaines sont indispensables et utiles, d'autres défavorisent tout épanouissement. Ces lois constituent des remparts contre des peurs non dites et révèlent une croyance organisatrice de la représentation du monde. Les opérateurs modaux de nécessité comme de possibilité introduisent l'énoncé d'une croyance ou d'un critère personnel. En ce sens, il convient de se montrer très attentif et d'en tenir compte dans la situation de communication.

Identifier les omissions — SOLO

Dans les phrases suivantes, les omissions sont <u>soulignées</u>, appliquez les questions du métamodèle qui conviennent :

• Il a <u>besoin</u> d'être <u>le meilleur</u> !
• Ce que vous dites ne fait pas la <u>différence</u> !
• Je <u>n'aime pas</u> cette chanson.
• Mon chef a <u>horreur</u> des surprises !
• <u>J'ai peur</u> des araignées.
• <u>Il ne faut pas</u> craindre les chiens.
• <u>Vous êtes obligés</u> de remplir ce formulaire.
• <u>Nous devons</u> respecter les étrangers.
• <u>Il faut faire</u> confiance à ses amis.
• On ne <u>peut pas</u> croire ce que dit le chef.
• Votre candidature <u>n'a pas pu</u> être retenue.
• Vous devez <u>travailler plus</u> !

Comparé à quoi ? Par rapport à quoi ? Comment précisément ? Qu'arrive-rait-il sinon ? Qu'est-ce qui vous en empêche ? Comment le savez-vous ?

Des raccourcis trop faciles : les généralisations

Quand on énonce une constante, à partir d'un cas particulier, il s'agit d'une généralisation. Généraliser permet d'utiliser une seule expérience pour construire une loi valable pour toutes les autres présentant un certain degré de similitude avec la première. Cela présente de nombreux avantages, notamment quand il s'agit d'apprendre vite un comportement utile, mais les inconvénients sont à la mesure des avantages ! Généraliser de façon abusive contribue à modeler une carte de la réalité réduite, simpliste, permettant des attitudes rigides, intolérantes et souvent irrationnelles.

Les mots sans index de référence

L'index de référence, en PNL, désigne la classe ou la catégorie dans laquelle se place le nom. Un vélo appartient à la classe des véhicules à deux roues. Cependant, pour parler de notre propre expérience, nous employons des mots tels que « on », « ils », « les gens ». Lorsque nous utilisons ces mots, peut-être pensons-nous qu'ils représentent notre réalité et que notre interlocuteur comprendra, car cette façon de s'exprimer correspond aussi à des habitudes culturelles. Dans le cadre du développement personnel, il en va autrement, nous devons faire face en direct à notre représentation du monde au lieu de nous contenter de jolies formules. Il est facile de remarquer que, plus nous sommes nombreux à penser la même chose, plus nous nous sentons forts et plus cette position nous semble vraie. Cela explique que présenter notre expérience personnelle comme si c'était l'avis général semble un moyen efficace de paraître plus convaincant. La généralisation consiste alors à présenter une affirmation comme une règle à laquelle on est tenu de se soumettre et qui explique le choix retenu.

Quand des mots tels que « on », « ils », « les gens » jouent le rôle de sujet de l'affirmation, ils endossent la responsabilité à la place de la personne qui parle. L'exemple « On n'a pas voulu me laisser parler » masque peut-être le fait « Je n'ai pas osé prendre la parole », mais il est plus confortable de désigner une responsabilité extérieure justifiant un comportement jugé de façon péjorative.

En situation relationnelle, nous pouvons décider de ne pas chercher à approfondir, mais en situation de développement personnel, nous allons choisir d'en savoir plus. Dans la phrase « On n'a pas voulu me laisser parler ! », la zone d'ombre est liée à ce mot d'un usage si fréquent en français « on[6] ». Ce mot ne nous intéresse que s'il sert de paravent à la personne qui s'exprime ; s'il s'agit d'un « on » ou d'un « nous » de convention tels que ceux utilisés dans les thèses, les mémoires, les cours, il n'y a pas lieu d'explorer.

La question « Qui précisément n'a pas voulu vous laisser parler ? » oblige à examiner la situation évoquée de façon plus précise, plus descriptive. Si nous voulions, comme pour les omissions, en construire une image mentale, il serait possible d'imaginer une scène avec au moins deux personnages, un qui veut parler et un autre qui l'en empêche. Cette image est impossible à construire tant que le mot « on » est utilisé.

Pour certaines affirmations, il est possible de vérifier directement. Par exemple, l'énoncé suivant « L'hiver, on a besoin de vacances ! » induit la question « Vous avez besoin de vacances en hiver ? ».

Mais si vous appliquez ceci à une affirmation comme « Les gens savent bien que ce monsieur est un escroc ! », vous risquez d'obtenir de véhémentes protestations : « Vous savez que ce monsieur est un escroc ? »

Comme dans le cas des omissions, il faut agir avec discernement, le but n'est pas de vexer l'interlocuteur mais de l'aider à examiner les frontières de sa représentation du monde. Aux mots tels que « on », « ils », « les gens », s'ajoutent les noms de catégorie désignant l'ensemble des objets composant une unité :

• les vendeurs cherchent à vous faire acheter n'importe quoi ;
• les araignées sont laides et méchantes ;

---

6. En anglais, comme dans d'autres langues, les tournures passives contiennent le même type d'ambiguïté.

- les enfants ont besoin de bouger ;
- les chats n'aiment pas l'eau.

Nous savons bien que les véritables lois générales sont très rares, mais, au plan psychologique comme au niveau du langage et dans les relations sociales, elles abondent ! Pour mettre en doute une généralisation impliquant un nom de catégorie, nous procédons ainsi :

- les enfants ont besoin de bouger !
- *Vos enfants ? Les enfants que vous connaissez ?*

Ces questions ont pour but de remettre l'affirmation dans les limites de l'expérience personnelle de son auteur. Cela crée les conditions nécessaires à la production de contre-exemples, d'exceptions à la règle et participe à relativiser la généralisation. Il est plus réaliste d'affirmer qu'une chose est vraie et vérifiée dans un contexte bien défini, mais que cela peut être différent dans d'autres.

Les quantifieurs universels

Ce terme désigne, en PNL, des mots et expressions tels que : « tout », « tout le monde », « personne », « nul », « jamais », « toujours », « chaque fois », « tout le temps », « partout », « nulle part », etc. Ces mots évoquent une généralisation d'un degré plus élevé que les précédentes (sans index de référence). Tout se passe comme s'ils prononçaient une loi universelle ; une affirmation telle que « Personne ne fait attention à moi ! » est caractéristique. Un examen rapide montre que cette affirmation ne peut pas décrire un fait avéré, même si son auteur était un ermite retiré dans le désert, il serait lui-même le contre-exemple de son affirmation ! Pourtant, en développement personnel, des affirmations de ce type sont très fréquentes. La personne se sent isolée par son problème et construit, à l'aide de généralisations, une carte de la réalité propre à renforcer ce sentiment de solitude.

Pour favoriser l'apparition de contre-exemples, d'exceptions à la règle, nous allons reprendre le terme utilisé et l'employer de façon interrogative, c'est-à-dire en élevant légèrement l'intonation à la fin du mot, dans l'exemple précédent : « Personne ? »

Dans certains cas, il peut être habile d'ajouter à la généralisation proposée : par exemple « Personne ne me comprend » ou « Si je vous comprends bien, à aucun moment il ne se trouve quelqu'un qui vous comprenne ? ». À ce moment-là, la généralisation initiale se trouve presque caricaturée parce qu'exagérée. La personne cherchera à contredire la généralisation en trouvant une exception dans son expérience, ce qui, bien entendu, viendra s'inscrire en faux par rapport à la première affirmation ; par exemple : « Non, ce n'est pas exactement cela. Je veux dire que maintenant, j'ai l'impression que personne ne me comprend. »

En résumé, vous devez prêter une oreille attentive aux mots et expressions qui énoncent une généralité. Devant la règle proposée, si elle vous paraît arbitraire, amenez votre interlocuteur à en trouver lui-même une exception, un exemple contradictoire. La démarche la plus simple et la plus efficace consiste à reprendre le quantifieur universel (jamais, toujours, personne, tout le monde, aucun) sur un ton interrogatif. Une autre technique consiste à exagérer l'affirmation en y ajoutant un autre quantifieur universel ou encore le mot « vraiment ».

Cependant, vous n'êtes jamais tenu de remettre en question les lois personnelles de votre interlocuteur. De plus, cette contestation présente le risque d'amener la personne tout près des frontières de sa carte de la réalité et de faire surgir des réactions d'agressivité ou de fuite, ce qui revient à peu près au même, l'une remplaçant l'autre. La prudence s'impose. Il existe toujours un moyen de présenter vos questions avec tact et respect (ceci est une généralisation !).

Commencez par relever les généralisations de votre dialogue intérieur ou dans vos conversations avec les autres, puis posez-vous les questions PNL pour savoir s'il existe des exceptions ou des expériences contradictoires aux lois énoncées dans votre discours et que les autres ont sans doute accepté sans broncher !

Il existe une troisième forme de généralisation, plus sournoise que les précédentes.

Les affirmations d'origine inconnue

Ces généralisations se présentent sous la forme d'une affirmation péremptoire dont l'auteur reste inconnu. L'affirmation est présentée comme si, depuis toujours, elle était avérée et admise. Cette forme de généralisation dispose d'une puissance importante car beaucoup de gens tiennent pour vrai des règles issues de la tradition, alors qu'il serait plus réaliste de les adapter aux contextes actuels. Ce qui a été vrai et utile à certaines époques, dans certaines situations, peut évoluer. Souvent, la parole d'une personne ayant tenu un rôle majeur demeure bien au-delà de son existence et continue de dicter la conduite des individus. Par ailleurs, il est très commode de donner des ordres en les dissimulant sous le masque des traditions ou en les attribuant à un personnage respecté mais depuis longtemps disparu et qui ne risque pas de venir vous contredire, ni de semer le doute !

Une phrase telle que « C'est mal de ne pas tenir compte des autres ! » peut être considérée comme appartenant à la catégorie « origine inconnue ». En effet, elle a la forme d'un jugement de valeur anonyme et sans appel. Le chemin à parcourir face à une affirmation d'origine inconnue doit conduire à une formulation dans laquelle la personne prend la responsabilité de ses propos : « Je trouve que c'est mal de ne pas tenir compte des autres ! » Ici, à la différence de la première formule, l'auteur énonce son opinion, parle en son nom, n'utilise aucun paravent.

Les affirmations attribuées à un auteur, mais demeurant parfaitement invérifiables appartiennent, selon notre classement, à la même catégorie. Il peut s'agir de personnages historiques, de héros mythologiques, de divinités diverses et variées...

Les affirmations d'origine inconnue ne nécessitent pas une contestation systématique, cependant, l'identification demeure intéressante et renseigne sur les croyances de l'interlocuteur ainsi que sur sa tendance à suivre des modèles préétablis sans trop se poser de questions. Identifier les affirmations d'origine inconnue permet d'accéder directement au système de croyances, ce qui va s'avérer une ressource très précieuse dans de nombreuses situations de communication.

Lisez les affirmations suivantes, les principales généralisations sont soulignées, puis formulez la question qui peut faire apparaître un contre-exemple.

* Tout le monde a peur d'être seul.
* Cette personne n'a rien pour plaire.
* Il ne faut jamais refuser de rendre service.
* Ce n'est pas normal de changer tout le temps d'avis !
* Les politiciens sont surtout préoccupés de leur popularité.
* On n'a pas eu le temps d'étudier votre dossier.
* Les gens en parlent…
* Je ne vois aucune solution.
* Vous ne retrouverez jamais une telle occasion !
* Les événements nous interdisent toute initiative.
* Le canard se cuisine à feu doux.

Vraiment (jamais, toujours, tout, aucun, rien,…) ? Qui a dit cela ? Selon qui ? Qui précisément ? Quel (nom de catégorie) précisément ?

Transformer les faits avec les distorsions

Les distorsions constituent une partie essentielle du métamodèle pour le langage. Il est sans doute un peu plus délicat de les identifier car elles se dissimulent dans des paroles en apparence logiques et sensées. La distorsion effectue des substitutions de données dans notre expérience, elle est la clé de la créativité, de la faculté d'inventer ou de donner une organisation différente ou encore d'imaginer un nouvel agencement des concepts, des idées ou des objets. Pourtant, la distorsion produit aussi de gros problèmes lorsqu'elle revêt la forme de présupposés, de relations de cause à effet arbitraires, d'interprétations ou d'anticipations hasardeuses. En développement personnel, ces derniers points sont essentiels et nous allons apprendre comment les identifier et les éclaircir.

Les nominalisations

En PNL, la *nominalisation* est le phénomène linguistique qui transforme un processus en un événement. Un verbe devient un nom : « aimer » devient « amour », « changer » devient « changement », par exemple. Une nominalisation exprime un fait abstrait et statique, tandis qu'un verbe exprime une action, donc une notion dynamique. Or, en développement personnel, on considère qu'il est plus facile d'agir sur quelque chose de dynamique que sur des faits solidement ancrés dans l'immobilité et qui, par définition, ne permettent ni évolution, ni changement. Pour aider quelqu'un à atteindre un objectif, nous avons besoin de le libérer des obstacles qui freinent son dynamisme et se manifestent dans le langage par les nominalisations.

Les fondateurs de la PNL, pour aider leurs étudiants à identifier les nominalisations, leur conseillaient l'astuce suivante : « *Face à des mots désignant des choses abstraites ou dont il est difficile de se faire une image mentale claire, essayez de placer ce qu'ils sont supposés décrire dans une brouette imaginaire. Vous pourrez facilement placer un individu qui se sent libre dans une brouette, essayez d'en faire autant avec la liberté.* »

Les nominalisations sont la plupart du temps des mots désignant des choses abstraites (amour, liberté, décision, transformation, mutation, direction, bonheur, créativité, imagination, richesse, pauvreté, espoir, etc.). Chacun possède ses propres critères pour définir le bonheur, l'amour, la liberté et, au cours de l'entretien ou de la conversation, il est utile de s'informer sur le sens personnel que l'interlocuteur donne à ces mots. Notre objectif est d'arriver à passer d'une formulation abstraite et contraignante à une expression dynamique, concrète, fondée sur des termes sensoriels.

Exemple de nominalisation

• Je veux obtenir une amélioration de mes conditions de travail.

Comment voudriez-vous les voir s'améliorer ?

• Il me faudrait d'abord plus de place, un bureau mieux éclairé, du matériel en bon état.

Notez la différence entre une « amélioration » et les éléments précis qui prouveraient à la personne que ses conditions de travail sont « améliorées ».

Autres exemples

• Depuis son divorce, elle a beaucoup changé.

En quoi, précisément, a-t-elle changé ?

• Leur déménagement a posé des problèmes !

En quoi le fait de déménager a-t-il posé des problèmes ?

La marche à suivre pour éclaircir les nominalisations requiert d'abord de les reconnaître (test de la brouette imaginaire), puis de poser une question qui reprenne le terme sous sa forme dynamique (verbe) afin de déterminer ce qui compose concrètement l'expérience que la personne a décrite en premier lieu de façon abstraite et figée.

D'une façon générale, plus la communication s'affranchit de ses ambiguïtés et plus elle a de chances d'aboutir rapidement à un résultat.

La divination

En PNL, on appelle « *divination* » (en anglais, *mind-reading*), l'attitude qui consiste à faire comme si l'on savait ce que pensent les autres et à prévoir comment ils vont agir. Il y a beaucoup de devins autour de nous, certains font même de la divination sans le savoir ! Cette attitude est très pratique, elle permet de faire l'économie d'une vérification auprès de l'intéressé et élimine, de ce fait, la prise de risque de toute confrontation réelle. Il est souvent plus facile de se bercer d'illusions que de vérifier ses intuitions. La divination permet aussi de faire durer les problèmes, elle est redoutable dans les difficultés relationnelles. Une personne peut facilement justifier un comportement, même calamiteux, en prétextant une possible réaction encore plus calamiteuse de son (sa) partenaire et, dans la majorité des cas, l'exploration révèle une divination : le comportement ne se justifie que sur une interprétation unilatérale des faits. L'attitude de la PNL consiste à contester le processus divinatoire et non pas son contenu.

Ainsi, dans un énoncé tel que « Hum, je sais ce que vous pensez ! », on pourrait croire que l'on conteste en répondant : « Ah oui... Et, selon vous alors, qu'est-ce que je pense ? » Mais cela reviendrait à accepter l'existence de la divination, même si ensuite on n'est pas d'accord sur le résultat ! En choisissant de contester le processus, la personne se trouve alors en face d'une faille dans son raisonnement : « Ah oui... Comment faites-vous pour savoir cela ? »

Apprenez à reconnaître les divinations !

Je sais d'avance ce qu'il va dire quand il rentrera.

Je suis sûr qu'elle a apprécié la soirée.

Cela lui fera plaisir.

Il me fait la tête.

Elle sera furieuse.

Il ne faut rien lui dire sinon... le pire serait à craindre !

Dans aucun de ces exemples, il n'y a d'indication à propos de la façon dont la personne pourrait prouver ce qu'elle affirme. Ces exemples fréquents dans les conversations courantes sont généralement admis sans soulever de protestations, la divination passe complètement inaperçue, pourtant, elle peut conduire à de graves erreurs de jugement. En effet, nous avons tendance à croire que les autres réagissent comme nous le ferions à leur place, c'est pourquoi, nous offrons les cadeaux que nous aimerions recevoir, interprétons les gestes ou les comportements comme s'il s'agissait des nôtres.

Ces attitudes épargnent provisoirement notre amour-propre en dissimulant nos erreurs d'appréciation.

Des verbes comme penser, croire, avoir conscience, ressentir, estimer ou juger, introduisent des divinations. Ils doivent retenir l'attention lorsqu'ils apparaissent dans la conversation ou dans le dialogue intérieur.

Au nombre de ses méfaits, la divination peut conduire à adopter des comportements en fonction de ce que l'on croit, de ce que l'on imagine ou pense, au lieu d'agir selon les faits réels : vus, entendus et sentis dans la situation de communication.

Si quelqu'un dit : « Quand je rencontre un nouveau client, je sais tout de suite à qui j'ai affaire », vous pouvez légitimement lui demander comment il s'y prend. Les « devins » répondent généralement que c'est leur talent ou leur intuition, voire leur don, qui leur permet cela et qu'ils ne peuvent l'expliquer. Or, au risque de paraître terre-à-terre, nous pensons en PNL que tout talent repose sur un processus et que, dans bien des cas, il est accessible à une observation attentive de faits objectifs !

Les relations de cause à effet

Les relations de cause à effet tiennent une place importante dans la catégorie des distorsions. Elles sont très largement utilisées car elles jouent un rôle explicatif et permettent de justifier des opinions, des comportements, des choix.

Exemples de relations de cause à effet

- J'ai été obligée de mentir parce que mes interlocuteurs n'étaient pas en mesure d'entendre la vérité !
- Nos adversaires ont gagné parce que l'arbitre était de leur côté !

Une bonne raison est fournie, la position semble claire et logique. Pourtant, dans ces deux exemples, on assiste à la création d'une réalité largement contestable. L'usage immodéré des relations de cause à effet provoque des malentendus et des problèmes qui deviennent vite inextricables. Établir une relation de cause à effet rassure et réconforte, mais s'avère presque toujours inexact, car un effet n'a rarement qu'une seule cause, surtout dans le domaine psychologique.

Or, les relations de causalité réduisent les explications à un seul élément et limitent d'autant les options qui permettraient de sortir du problème. Par ailleurs, il est très difficile d'admettre ou de faire admettre que nous avons une grande part de responsabilité dans ce qui nous arrive, tant il est bien plus facile de croire que cela se produit grâce ou à cause de quelque chose ou de quelqu'un.

Pour vérifier que l'interlocuteur est coincé dans une relation de cause à effet, la PNL propose de retourner son affirmation de la manière suivante :

Identifier les relations de cause à effet

Voici des affirmations contenant une relation de cause à effet et la question qui la conteste. La technique utilisée ici cherche à savoir si, une fois la cause annulée, l'effet disparaît.
• Je partirais bien en vacances, mais je n'ai pas de voiture.
Si vous aviez une voiture, vous partiriez en vacances ?
• Votre projet n'a pu être retenu en raison d'une conjoncture défavorable.
Vous voulez dire que si la conjoncture était favorable, mon projet serait retenu ?
• Il a été obligé de déménager car il a perdu son travail.
S'il avait conservé son travail, il n'aurait pas déménagé ?
• Il n'a pas réussi car il a grandi dans un milieu défavorisé.
Vous voulez dire que s'il avait grandi dans un milieu favorisé, il aurait réussi ?
• Dans sa famille, il y a beaucoup d'alcooliques, ne vous étonnez pas qu'il le soit aussi !
Vous voulez dire qu'il est alcoolique à cause de sa famille ?

Cette technique ne modifie pas le contenu de l'affirmation, seulement sa forme, ce qui permet de vérifier l'existence de la cause à effet, puis de créer les conditions préalables à la contestation.

Entendue sous une forme différente, la personne peut très bien mettre elle-même en question son affirmation. Quand on n'est pas sûr de sa position, il est très difficile de la répéter plusieurs fois avec une constante assurance !

Dès que la relation de causalité a légèrement vacillé, la discussion est ouverte ; il devient alors possible d'échanger des arguments, d'explorer et de comprendre comment cette limite s'est construite et à quoi elle a servi jusque-là. Les relations de cause à effet ont un grand pouvoir rassurant ; sans résoudre les difficultés, elles les expliquent et cela suffit pour certains. C'est l'exemple de nombreuses techniques divinatoires qui établissent leurs prédictions en évoquant la responsabilité directe d'un fait sur un autre : la position des planètes, la présence ou l'absence d'une carte dans une sélection, l'appartenance à tel ou tel signe, groupe, nombre, etc. La peur de l'imprévisible stimule l'imagination et la profusion des moyens censés la conjurer.

Une avalanche de relations de cause à effet !

Au cours d'un stage de développement personnel, Timothée parle d'un projet de voyage et le soumet à l'exploration des objectifs ; au moment d'aborder les moyens et les obstacles, voici le résultat !

– Je n'ai pas les moyens de m'offrir ce voyage !

• Si vous aviez le budget suffisant...

– Je ne suis pas sûr que j'aurais le temps !

• Cela prendrait longtemps ?

– Pour ce voyage, il faut au moins six mois !

• Vous pourriez les prendre ?

– Et me retrouver au chômage !

• Et si vous demandiez un congé sabbatique ?

– Mon patron ne serait pas d'accord et, de toute façon, ma famille s'oppose à ce projet.

Les relations de cause à effet emploient aussi des formes plus discrètes, ainsi dans l'exemple « Martine ne sourit jamais, elle a mauvais caractère ! », la personne établit un lien de causalité entre les deux parties de la phrase, en éludant le « parce que ». Une équi-valence se construit entre « ne sourit jamais » et « a mauvais carac-tère » ; il s'agit bien de l'interprétation d'un fait, avec tout ce qu'elle comporte de subjectif.

Les relations de cause à effet emploient également le poids du temps et des traditions et justifient un état présent par des faits passés : « Elle a toujours été en retard, elle ne changera pas ! » Sans nier l'importance de l'histoire personnelle dans les choix présents, il convient de relativiser pour préserver l'autonomie et la pluralité des choix.

Les relations de cause à effet se révèlent très contraignantes, la démarche de développement personnel de la PNL vise à restaurer la capacité à assumer la responsabilité des choix. Le confort apporté par l'utilisation immodérée des relations de cause à effet reste illusoire et ne fonctionne qu'au détriment de l'autonomie.

Identifier les distorsions   SOLO

Lisez les phrases suivantes où la distorsion est soulignée. Choisissez ensuite le type de question pour les contester.

- Sa nouvelle promotion le rend prétentieux.
- Il a l'air furieux... Je crains le pire.
- Mes associés ne me permettront pas un tel investissement.
- La conjoncture ne permet pas de projets à long terme.
- Je devine ce qu'il va dire.
- Je n'ai pas assez d'argent pour financer ce projet.
- Il manque de motivation.
- Elle veut prendre la direction des affaires.
- Je pense qu'il y aura une vive opposition à ce projet.
- Il n'ose pas dire non, c'est un faible.
- Si j'avais le temps, je ferais du dessin.

Comment le savez-vous ? Comment faites-vous pour... ? Qu'est-ce qui vous fait penser que... ? Si vous aviez le temps, vous le feriez ? Si vous aviez le budget, le feriez-vous ? Si personne ne s'y opposait, le feriez-vous ?

Exercez-vous et intégrez le métamodèle pour le langage.

Liste abrégée pour mettre en œuvre le métamodèle

Mots à relever	Questions à poser
Verbes : penser, croire, estimer, deviner	Comment le savez-vous ?
Verbes d'action : faire	Comment faire ?
Mieux, pire, pareil, égal, plus, moins	Comparé à quoi ?
Le mieux, le pire, le plus, le moins	Par rapport à quoi ?
Il faut, je dois, c'est obligatoire,...	Que se passerait-il sinon ?
Ce n'est pas possible	Qu'est-ce qui en empêche ?
On, ils, les gens (noms de catégorie)	Qui précisément ?
Jamais, toujours, personne, tout le monde	Vraiment jamais (toujours, personne, etc.) ?
C'est vrai, clair, juste, faux, bien, mal,...	Qui affirme cela ?
Amour, justice, liberté,...	Comment cela se manifeste-t-il ?
C'est à cause de, parce que, en raison de,...	S'il n'y avait pas cette raison, est-ce que cela changerait ?

Comme nous l'avons souligné, la PNL demande beaucoup d'entraînement pour arriver à un résultat tangible. Il est indispensable de s'exercer en dehors du groupe de formation par l'observation et la mise en œuvre progressive des techniques.

À noter

Observer le comportement non verbal, les manifestations des registres sensoriels, établir le rapport, l'interrompre, utiliser le métamodèle pour le langage sont les techniques de base qu'il convient de maîtriser.

L'exercice suivant compte parmi les plus efficaces de la PNL, car il permet d'intégrer les techniques étudiées.

Prenez 25 petites cartes, inscrivez l'une des consignes de la liste ci-dessous sur chacune. Mélangez-les, puis décidez des rôles attribués aux joueurs. L'une des personnes joue le rôle de l'explorateur qui pose des questions à la seconde pour l'aider à clarifier un projet. La deuxième personne joue le rôle du sujet qui répond aux questions spontanément, sans chercher à appliquer une technique. La troisième personne joue le rôle du témoin, elle doit observer ce qui se passe pendant un tour (de 2 à 5 minutes) puis en faire le compte-rendu aux deux autres joueurs. Placez le « jeu de cartes » sur la table, la face écrite retournée.

Étape 1 L'explorateur pose des questions pour définir l'objectif de son interlocuteur : le sujet. Avant de poser sa question, il prend une carte sans montrer la consigne aux deux autres. Au moment qu'il juge opportun, il exécute la consigne inscrite sur sa carte.

Étape 2 Le sujet réagit face au comportement de l'explorateur, sans chercher à deviner quoi que ce soit, il essaie plutôt de centrer son attention sur ce qu'il ressent.

Étape 3 Le témoin observe attentivement les changements dans le comportement de l'explorateur.

Étape 4 Le témoin expose ses observations aux deux autres joueurs.

Changement de rôle jusqu'à ce que chacun ait tenu les trois rôles ; l'idéal étant de continuer jusqu'à ce que toutes les cartes aient été jouées.

Non verbal	Sensoriel	Métamodèle
Changer de posture	Parler en « visuel »	Utiliser des généralisations
S'accorder à la posture	Parler en « auditif »	Contester les généralisations
Accélérer le rythme des gestes	Parler en « kinesthésique »	Utiliser des « il faut »
Parler plus lentement	Changer de registre sensoriel	Utiliser des comparaisons
Parler plus fort	Identifier le registre sensoriel	Relations de cause à effet

Non verbal	Sensoriel	Métamodèle
Chercher le contact visuel	Faire parler en « visuel »	Utiliser des nominalisations
Éviter le contact visuel	Faire parler en « auditif »	Faire des divinations
S'accorder au non verbal	Faire utiliser le registre « kinesthésique »	
Conduire	S'accorder au registre	

L'objectif de cet exercice est d'apprendre à observer les messages transmis par les autres, à devenir plus conscient de ce qu'on exprime et à comprendre comment les autres nous perçoivent. Quand il n'est pas possible de pratiquer avec d'autres joueurs, on peut s'entraîner à l'observation en procédant comme pour la liste du métamodèle. Pour devenir un expert en observation, il est essentiel de ne cibler qu'un élément à la fois.

Récapitulons...

Au cours de ce chapitre, vous avez appris à :

- explorer minutieusement un objectif ;
- utiliser des notions complexes, les universels de modelage de l'expérience ;
- observer le langage dans sa forme autant que dans son contenu ;
- identifier les omissions, les généralisations et les distorsions ;
- appliquer le métamodèle pour le langage.

CHAPITRE 4

ÊTRE AUTHENTIQUE POUR ÊTRE EFFICACE

Au programme

- La congruence et les incongruences
- Détecter les incongruences
- Les équivalences complexes ou comportementales
- L'état de ressource
- L'ancrage
- Être efficace dans la relation d'aide

Au cours de ce chapitre, nous allons découvrir les bases de toutes les interventions de la PNL. Au chapitre précédent, nous avons appris comment explorer un objectif et comment utiliser les techniques du « métamodèle » pour approfondir nos observations. Ces techniques vont nous aider à présent à améliorer la lisibilité de notre comportement et à poser clairement les problèmes dans les situations de développement personnel.

La congruence et les incongruences

Au cours des exercices précédents, vous avez remarqué qu'il est difficile, voire impossible, de n'exprimer qu'une chose à la fois ; ce fait caractérise la communication humaine. Nous possédons plusieurs moyens d'expression dont la parole n'est qu'un élément et, pour donner un sens à nos messages, nos interlocuteurs perçoivent et interprètent plusieurs types d'informations :

gestes, posture, expression du visage, qualité de la voix, contenu du discours. Nous exprimons donc toujours plusieurs choses à la fois. D'ailleurs, nous sommes parfaitement équipés mentalement pour ce type d'exercice !

Quand on qualifie un comportement de « sincère », d'« authentique », de « vrai », cela veut dire que tous les moyens d'expression s'accordent pour délivrer le même message ou des messages qui se complètent et se renforcent. Par exemple, les gestes soulignent, appuyent un mot ou une phrase, le ton et le volume de la voix améliorent la compréhension des mots. En PNL, on dit que le comportement est « *congruent* ». Face à un comportement « congruent », on se sent à l'aise, les messages sont lisibles, sans ambiguïté. Dans toutes les situations de communication, la qualité et l'efficacité d'un message se mesurent par sa « congruence » ; il n'y a pas de charisme sans congruence...

À noter

Les termes « congruence » et « incongruence » ne peuvent être remplacés par ceux de cohérence et d'incohérence, car il s'agit de deux choses différentes. En français, le terme « congruence » existe dans le langage mathématique (*cf.* dictionnaire Robert), en revanche, le terme « incongruence », qui appartient au domaine de la psychologie, n'existe pas dans d'autres contextes.

Lorsque nous utilisons, en PNL, le terme « cohérence », celui-ci désigne un état ou une stratégie. Par exemple, nous pouvons étudier comment une personne, grâce à ses croyances et à ses valeurs, maintient sa cohérence dans ses comportements. **La cohérence ne garantit pas pour autant la congruence, et l'incohérence ne se traduit pas forcément par des incongruences.**

Certaines personnes mettent les autres mal à l'aise sans qu'il soit possible de relier ce malaise à un fait précis ou à une intention exprimée. La PNL montre que ces personnes émettent des messages contradictoires, dont le mélange (l'incongruence) provoque des ambiguïtés, rend difficile la lecture des comportements, élève le niveau d'incertitude et induit un malaise chez les autres acteurs de la situation.

En situation de communication, l'attention consciente se porte sur un seul registre, sensoriel aussi, et il est impossible de contrôler tous les moyens d'expression à la fois. Une grande partie de la communication est perçue et comprise inconsciemment. C'est pourquoi, il est difficile de trouver précisément ce qui ne va pas. Il en résulte une sensation de malaise issue de l'incongruence des messages émis. Par exemple le ton de la voix peut être en contradiction avec les paroles, la posture et les gestes mal accordés, le rythme de la parole et celui des gestes désynchronisés… Il en résulte un curieux mélange qui engendre doute et malaise.

À noter

L'opposition est souvent faite entre verbal et non verbal ; la PNL ne les oppose pas systématiquement, mais évalue et compare l'ensemble des messages.

Le langage non verbal est souvent compris comme un commentaire du langage verbal. Certains spécialistes de la communication se livrent à une sorte de dissection des messages émis par des personnages politiques dans leurs prestations télévisées. Leurs études font apparaître que certains gestes sont plus « rassurants » ou plus « chaleureux » que d'autres et qu'il convient donc de les intégrer dans son discours et son comportement pour remplacer ceux qu'on a coutume de faire ou qui apparaissent spontanément. C'est une recette miracle pour fabriquer de l'incongruence ! L'impression de « fausseté » que dégage l'expression de ces personnages ayant sélectionné patiemment les « bons » gestes provient d'une inadéquation, d'un décalage entre leurs moyens d'expression. Qu'ils ressentent de la joie, de la colère, de la peur, du mépris ou toute autre émotion, leurs gestes et postures restent identiques ! Pour que le message soit lisible, il faut une harmonie entre les gestes et les paroles, la qualité de la voix et l'expression du visage.

Le sourire commercial ou l'amabilité forcée qui nous font commenter en aparté « Trop poli pour être honnête » sont des exemples fréquents d'incongruence. Le « bonjour » obligatoire lancé en évitant le moindre contact visuel le rend inutile et s'oppose à sa mission de bienvenue : il y a incongruence entre le comportement verbal et les indices non verbaux qui l'accompagnent. Dans notre culture, sourire à quelqu'un montre qu'on éprouve à son égard un sentiment positif. Sympathie, bienveillance, intérêt ou affection sont des attitudes dont le sourire fait partie. L'état intérieur se manifeste par un comportement constitué d'un ensemble de signes tangibles, visibles et audibles, lorsqu'ils s'accordent les uns aux autres. Le comportement apparaît comme sincère, authentique, en termes PNL : congruent. Pour améliorer la congruence des comportements, le travail de développement personnel s'intéresse à l'état intérieur et à l'organisation interne (étudiés précédemment) qui les produisent. Il ne sert à rien de « copier-coller » des comportements sur un état intérieur ne pouvant les produire. Quelqu'un qui éprouve une profonde tristesse ne peut pas exprimer au même instant de la joie, même s'il possède de grands talents de comédien.

Les incongruences peuvent être simultanées, quand la personne exprime au même moment plusieurs messages contradictoires, ou séquentielles, lorsqu'elles expriment successivement et de façon congruente des messages contradictoires. Le décalage entre le comportement et l'intention illustre notamment l'aspect séquentiel de l'incongruence.

Que faire ?

La tâche est double. Il faut, d'une part, détecter les incongruences chez les autres et, d'autre part, être congruent soi-même pour offrir à nos interlocuteurs une communication claire, directe, facile d'accès, sans ambiguïté, qui traduise au plus juste nos intentions ou notre objectif. Par ailleurs, nous devons nous protéger des incongruences de nos interlocuteurs ! Quand nous ne parvenons pas à les détecter, il arrive qu'en nous synchronisant avec notre interlocuteur, celui-ci nous conduise dans son incongruence.

La personne qui produit des incongruences vit généralement un conflit dans lequel elle tend à entraîner les autres, le plus souvent inconsciemment. Pour identifier les incongruences, observez d'abord le comportement, comme nous avons appris à le faire précédemment, puis comparez les messages émis par les différents moyens d'expression, pour relever les éventuels décalages.

Détecter les incongruences

Il est très important de savoir identifier les incongruences, notamment pour éviter d'en produire soi-même, mais surtout pour communiquer de façon lisible. L'exercice suivant s'inspire de ceux qui sont préconisés par Richard Bandler et John Grinder dans leur livre *The Structure of Magic*. Il requiert une bonne assiduité, mais permet d'acquérir, en moins de deux semaines, une solide compétence dans l'observation et l'identification des incongruences. Il devient alors possible de percevoir presque instantanément les problèmes et les conflits intérieurs d'une personne qu'on observe.

Détectez les incongruences !	SOLO

Étape 1   Établissez une liste des messages à observer (posture, gestuelle, expression du visage, qualité de la voix, choix des mots, etc.).

Étape 2   Muni de cette liste, choisissez un poste d'observation (un lieu public, par exemple).

Étape 3   Choisissez ensuite une personne comme sujet d'observation. Prenez quelques minutes pour étudier son comportement en situation de communication. La meilleure méthode consiste à observer tour à tour chaque détail choisi, puis à les comparer pour vérifier la congruence.

Étape 4   Pas à pas :
– Apprendre à observer les messages que vous pouvez voir.
– Apprendre à observer les messages que vous pouvez entendre.
– Apprendre à observer globalement (d'un point de visuel et auditif).

Étape 5   Observez en comparant les messages issus de la droite de la personne avec ceux qui sont issus de la gauche. La main droite ignore souvent ce que fait la main gauche !

Être congruent

Savoir reconnaître les incongruences chez les autres constitue la première étape. Celle-ci est décisive car elle permet de déployer une grande capacité d'observation et d'utiliser toute notre sensibilité. Les étapes suivantes vont permettre de produire des comportements congruents, indispensables pour être compris facilement des autres. Il y a deux conditions. La première exige de bien connaître son objectif dans une situation de communication (nous avons étudié au chapitre précédent comment s'y prendre : questions pour explorer les objectifs, métamodèle pour clarifier les réponses). La seconde condition nous fait découvrir une nouvelle notion en PNL : les *« équivalences complexes »* ou *« équivalences comportementales »*.

Les équivalences complexes ou comportementales

En PNL, nous appelons « équivalence complexe » ou « équivalence comportementale », l'ensemble des comportements qui traduisent un état intérieur. Quand on est distrait, attentif, respectueux, cela se manifeste par un comportement spécifique : gestes, postures, rythme, qualité de la voix, clés d'accès visuelles, etc. La notion d'équivalence est là pour rappeler que tout se passe comme s'il existait un rapport d'égalité entre l'état intérieur et les signes qui le traduisent. L'équivalence complexe est une représentation.

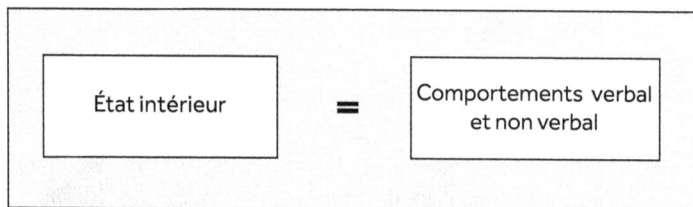

État intérieur	=	Comportements verbal et non verbal

Si nous voulons exprimer un état intérieur, nous le faisons avec des mots et par une démonstration physique. Par ailleurs, il existe souvent un décalage entre comportement et intention : la personne veut exprimer quelque chose, mais ce n'est pas cela qui est perçu. Plus les équivalences complexes sont riches, précises et variées, plus nous disposons de moyens d'expression et de compréhension des autres.

Dans les programmes de formation en PNL, on utilise la vidéo pour réaliser un travail d'auto-observation, mais, pour certaines personnes, se comporter avec naturel en face d'une caméra reste une épreuve difficile. Il n'est jamais simple de faire face à sa propre image et l'évaluation des autres rend l'expérience encore plus intense. Pourtant, nous savons qu'il ne suffit pas de « se comprendre » pour que les autres comprennent nos messages et nos intentions. C'est pourquoi le travail sur notre image apporte des informations intéressantes et permet d'adapter nos équivalences complexes.

Nous possédons tous des équivalences complexes pour nos états intérieurs. Par exemple, pour montrer que vous êtes très attentif, vous pourriez vous asseoir immobile, légèrement penché vers l'avant, la tête appuyée sur la main, le coude sur la table, le regard un peu lointain. Toutefois, ce comportement qui pour vous signifie : « Je suis attentif » peut être perçu très différemment selon l'observateur.

Dans l'ensemble, les exercices destinés à identifier les équivalences complexes demandent un travail en groupe. Il s'agit de produire, d'évaluer et de comparer des comportements. C'est presque un travail d'acteur : le comportement produit doit traduire l'état intérieur, l'intention, et être parfaitement « lisible », vu de l'extérieur !

Dans ce type d'exercice, chaque personne assume tout à tour un rôle : acteur, metteur en scène, témoin.

Étape 1   L'acteur choisit d'exprimer son équivalence complexe d'un état intérieur qu'il désigne par un nom (respect, bienveillance, tristesse ou tout autre état de son choix).

Étape 2   L'acteur montre au metteur en scène comment il exprime cet état dans son comportement ; il joue son propre rôle lorsqu'il éprouve cet état.

Étape 3   Le metteur en scène donne des indications précises à l'acteur pour qu'il modifie son comportement de façon à l'accorder parfaitement à l'intention et au message.

Étape 4   Le témoin évalue les différences et fait part de son avis aux deux autres. Le tour est terminé quand les trois personnes sont d'accord sur l'équivalence complexe.

Cet exercice a pour objectif de vous faire découvrir vos équivalences complexes et de les rendre plus variées et plus efficaces. Plus votre palette s'enrichit, plus votre perception des autres devient précise. On pourrait comparer cela à la différence qui existe entre des images en noir et blanc et en couleurs. Même en ajoutant les nuances de gris, votre palette noir et blanc ne sera jamais aussi précise, ni aussi réaliste qu'en couleurs.

La congruence d'un comportement est une condition nécessaire à sa compréhension par les autres ; Gregory Bateson[7] affirme que l'essence de la communication est de réduire le hasard. En fait, les messages que nous recevons des autres nous permettent de prévoir leurs comportements. Plus ces messages sont clairs ou congruents, mieux nous les percevons et plus nous sommes à l'aise dans l'interaction parce qu'ils nous disent comment nous y adapter.

Une grande partie de l'« *intelligence émotionnelle* » résulte de l'aptitude à comprendre rapidement le sens général des messages émis dans une situation de communication. Aussi importe-t-il de savoir identifier les états intérieurs à partir des comportements qui les

---

7. Gregory Bateson, anthropologue anglais, auteur notamment de *Vers une écologie de l'esprit* (voir bibliographie), a beaucoup inspiré les fondateurs de la PNL.

traduisent. Bien que certains traits communs existent, notamment au niveau de l'expression du visage, il y a d'importantes différences individuelles et culturelles. Certaines émotions (colère, joie, peur, etc.) sont facilement identifiables quand elles sont exprimées spontanément. Comme il est malséant, dans de nombreuses cultures, de montrer ses émotions et que les masquer ne les fait pas disparaître, cela entraîne la transmission de messages complexes qui rendent la communication difficile et suscitent un sentiment de malaise.

En revanche, quand la communication est lisible, les messages clairs et les comportements congruents, il en résulte un sentiment positif. On a alors l'impression d'avancer en territoire connu. Cette sensation positive accompagne la compréhension du message car elle est toujours présente à la sortie d'une stratégie de prise de décision ou de résolution de problème (voir l'étude des stratégies, chapitre 2).

Détecter les sensations positives — SOLO

Posez-vous la question suivante à propos d'un texte un peu compliqué que vous avez lu : « Comment est-ce que je sais que j'ai compris ? » Si vous êtes incertain, pensez à un autre écrit que vous avez parfaitement compris et mesurez les différences entre les sensations que vous éprouvez. En procédant ainsi, vous connaîtrez plus précisément cette sensation positive qui accompagne la compréhension d'un fait.

Les équivalences complexes permettent d'identifier des états intérieurs spécifiques. Ainsi avez-vous appris, dans l'exercice précédent, à reconnaître les signes que vous utilisez pour exprimer un état ressenti. Il existe une grande variété d'états intérieurs, de manières de les exprimer et de les comprendre : ils participent tous de la production des comportements adaptés aux différents contextes vécus.

Or, selon l'état intérieur éprouvé, les résultats varient beaucoup. Partir gagnant participe à une bonne gestion de la tâche en cours. En revanche, si l'on aborde la même tâche en étant sûr de perdre, le résultat reflètera assurément cet état d'esprit.

Il existe donc des états intérieurs, exprimés par les comportements, qui permettent d'atteindre les objectifs désirés. En PNL, on les appelle « *états de ressource* ». Nous allons voir comment les reconnaître, comment choisir ceux qui conviennent en fonction de la tâche à accomplir et comment en disposer au moment où l'on en a besoin.

L'état de ressource

En PNL, on appelle un « état de ressource », celui qui permet de produire un comportement parfaitement adapté à la situation. Être en permanence sûr de soi, désireux de vaincre, voire euphorique, ne sont des états de ressource que dans certains cas : compétition sportive, accomplissement de performances scéniques, rôle de chef dans un groupe. Dans d'autres situations, comme la recherche d'améliorations, les ressources adaptées peuvent être le doute, l'interrogation ou l'insatisfaction ; elles permettent de mettre en œuvre des processus dynamiques et créatifs.

Dans notre pratique de la PNL, nous cherchons à aider les gens à utiliser au mieux toutes leurs possibilités d'expression et à comprendre que toutes leurs émotions peuvent jouer un rôle de ressource selon les circonstances.

Ainsi, pour réaliser des projets, pour prendre une initiative, il faut accéder à un état intérieur particulier positif qui produira un comportement adapté à la situation. Inversement, nous avons sans doute tous éprouvé, en face de certaines épreuves, un sentiment d'incapacité traduisant l'absence de toute ressource psychologique pour la situation.

Si vous êtes très timide et que vous devez prendre la parole devant un groupe, vous allez probablement d'abord chercher à éviter la situation, mais, si vous ne pouvez pas y échapper, votre état intérieur (surtout dominé par le stress, l'inquiétude) se traduira par divers indices dans votre comportement extérieur : voix qui tremble, bégaiement, sueurs, accélération du rythme cardiaque et autres symptômes.

Pourtant, nous possédons toutes les ressources nécessaires en termes de comportements et d'états intérieurs. Les difficultés surgissent quand ils sont inadaptés à la situation en cours. Certains comportements ont été utiles et pertinents, au moins une fois ; à d'autres moments, ils apparaissent inopportuns.

Par exemple, il peut s'avérer prudent de craindre la morsure d'un serpent et de se montrer méfiant quand on en rencontre un, mais étendre cette peur à toute autre bestiole n'est pas justifié. C'est un exemple d'apprentissage particulièrement efficace qui donne lieu à une généralisation.

Dans la perspective du développement personnel, nous allons chercher à utiliser l'état de ressource le mieux adapté à la situation.

Voici un exercice à réaliser seul pour mieux se connaître et identifier l'état de ressource dont on a vraiment besoin dans une situation donnée.

Identifier un état de ressource   SOLO

Étape 1 Imaginez que vous êtes au théâtre, vous êtes le metteur en scène et vous dirigez les acteurs, vous avez pris place au parterre… Sur scène se déroule précisément une situation que vous redoutez particulièrement dans la vie quotidienne. L'acteur qui joue votre rôle n'utilise pas, selon vous, la ressource psychologique adaptée pour cette scène : demandez-lui de nommer l'état intérieur qu'il ressent quand il joue. Imaginons que ce soit « inquiet ». Vous allez donc l'aider à trouver un autre état mieux adapté.

Étape 2 En observant l'acteur qui joue votre rôle, vous avez pu identifier parfaitement l'équivalence complexe de l'état intérieur « inquiet ». Demandez-lui à présent quelle serait, selon lui, la ressource dont il aurait besoin. Imaginons que ce soit « confiance en soi », demandez-lui de refaire la scène en utilisant cette ressource. Au besoin, donnez-lui des indications pour ajuster son équivalence complexe.

Étape 3 Reprenez votre poste d'observation et regardez comment les choses se déroulent avec la ressource « confiance en soi », est-ce que cela produit des changements, est-ce que ces changements vous semblent intéressants, suffisants, bien adaptés ?

Étape 4 Si vous souhaitez apporter quelques améliorations, cette fois, faites vos suggestions et aidez l'acteur à les mettre en place. Au besoin, montrez-lui sur scène ce que vous voulez.

Étape 5 Quand vous aurez trouvé la ressource vraiment utile pour cette situation, donnez-lui un nom et mémorisez-le.

Cet exercice a aussi pour but de vous permettre de prendre vos distances vis-à-vis d'une situation qui vous pose problème. Le fait de la « mettre en scène » vous place suffisamment en dehors pour vous permettre d'évaluer avec précision quelle serait la meilleure attitude à envisager.

Maintenant, nous allons apprendre à déclencher l'apparition de la ressource au moment requis.

L'ancrage

En PNL, **on appelle** *« ancrage »* **l'association entre un état intérieur et une information sensorielle** (VAK). L'information sensorielle, lorsqu'elle apparaît, déclenche l'état intérieur. C'est ce qui se passe quand vous entendez une musique qui a accompagné des moments de bonheur, quand vous voyez une image qui évoque des souvenirs intenses ou quand vous sentez une odeur qui vous renvoie instantanément à l'expérience passée à laquelle elle est associée. L'ancrage est une forme de conditionnement : il y a des ancrages très utiles et agréables, tandis que d'autres font revenir des émotions désagréables ou douloureuses.

Il suffit alors que le signal soit déclenché pour que la situation initiale à laquelle il est associé revienne à la conscience. Si vous êtes terrifié par les araignées, la simple vue d'une photographie d'araignée ou d'une araignée en plastique suffit pour vous faire revivre l'état que vous éprouvez quand vous en rencontrez une réelle.

Si vous avez un très agréable souvenir lié à une fête, une joie, un événement heureux, un succès scolaire ou professionnel, une photo, un objet, une musique qui y sont associés peuvent vous faire partiellement revivre ce que vous éprouviez alors.

L'ancrage se fonde sur la généralisation (voir chapitre 3), il est à la base du conditionnement et de l'apprentissage.

Dès lors que l'état de ressource est bien associé à l'information sensorielle, l'ancrage est fonctionnel : l'état intérieur, une fois déclenché, produira le comportement nécessaire à la situation. Les ancrages font partie intégrante de notre vie quotidienne. La publicité en fait un usage immodéré et tente de nous « programmer » des réflexes de choix : le message publicitaire est associé à une image, une musique… Après un certain nombre d'expériences, la leçon est bien apprise, le seul fait d'entendre la musique nous fait penser immédiatement au produit auquel elle a été associée.

Nous distribuons aussi de nombreux ancrages par notre comportement dans des situations relationnelles. Lorsque nous utilisons un certain ton pour dire « hum » chaque fois que notre interlocuteur termine une phrase, ce ton est l'ancrage qui maintient notre interlocuteur dans un état intérieur spécifique, généralement favorable à la confidence. Si nous modifions l'ancrage, nous modifions par voie de conséquence le comportement de réponse.

L'ancrage est directement lié à un souvenir

Au cours d'un stage PNL, Dylan demande un exemple d'ancrage. L'animateur s'adresse alors à l'ensemble du groupe :
– Prenez une feuille, inscrivez votre nom en haut à gauche.
Un silence pesant s'installe pendant quelques instants. L'ensemble du groupe s'est retrouvé dans une situation scolaire, du type « contrôle surprise ».
– C'était un ancrage, a commenté l'animateur.

L'ancrage est l'association d'un état intérieur avec une information sensorielle (une information déclenche un état intérieur). En regardant une photo, vous pouvez revivre mentalement la situation qu'elle évoque pour vous, certaines musiques vous feront évoquer une autre situation. Il en va de même pour des sensations tactiles, olfactives ou gustatives qui se trouvent associées, dans votre expérience, à une situation que vous avez vécue. Notre objectif est d'abord de prendre conscience de ce phénomène pour l'utiliser afin de déclencher, en nous-même et chez les autres, les états de ressource nécessaires à une situation donnée.

Réaliser un ancrage   SOLO ou DUO

Étape 1 Pensez à une situation où vous avez disposé d'un état de ressource optimal. Mentalement, évoquez les circonstances avec précision jusqu'au moment où vous pouvez en quelque sorte revivre cette expérience.

Étape 2 Lorsque vous êtes arrivé au maximum d'intensité, que vous avez pu recréer votre état de ressource, vous saisissez avec le pouce et l'index droits l'extrémité de votre petit doigt gauche, ce sera votre ancrage. Maintenez-le quelques secondes.

Étape 3 Vous enlevez l'ancrage et revenez au contexte d'ici et maintenant en concentrant votre attention sur votre environnement immédiat.

Étape 4 Pensez à une situation légèrement désagréable dans laquelle vous aimeriez disposer d'un état de ressource.

Étape 5 Lorsque vous êtes dans la situation, effectuez l'ancrage précédent et remarquez en quoi cela change votre expérience.

Si vous faites l'exercice deux par deux, attribuez le rôle d'acteur à la personne qui guide son (sa) partenaire à travers les étapes de l'exercice et celui de sujet à celui qui reçoit l'ancrage. L'acteur doit calibrer soigneusement le comportement traduisant l'état de ressource et ancrer au moment où l'expression est la plus évidente. Dans la partie où le sujet évoque une expérience légèrement désagréable, l'acteur doit activer l'ancre au moment du pic de réaction pour s'assurer d'ancrer au bon moment.

Dans cet exercice, nous avons utilisé une **ancre kinesthésique**, elle aurait pu être visuelle ou auditive. Au cours d'entretiens, nous utilisons plutôt des ancres visuelles et auditives relatives à notre comportement.

Si vous demandez à une personne ce qu'elle fait lorsqu'elle a besoin de se motiver ou de se mettre en forme pour la journée, elle vous apprendra sa stratégie et vous reconnaîtrez le ou les ancrages utilisés.

Réaliser un ancrage personnel

Alan prétend qu'il ne travaille bien que s'il commence sa journée par un bon café. Dans son cas, c'est l'arôme du café qui constitue l'ancrage kinesthésique conduisant à son état de ressource. Isis parle de l'ancrage personnel qu'elle a mis au point :

« Pour arriver en forme au travail et surtout ne pas emporter mes soucis d'organisation quotidiens au bureau, j'ai décidé que, dès que je ferme la porte de l'appartement, je me transporte immédiatement dans mon contexte « pro ». Le bruit de la clé dans la serrure est mon premier ancrage, un bruit ; le second c'est quand je commence à marcher dehors, c'est la sensation. Cela fonctionne très bien. Les petits tracas quotidiens ne m'inquiètent plus au bureau. »

Dans cet exemple, notre participante utilise deux ancrages pour « séparer les contextes » : le premier est auditif, le second kinesthésique. Vous aussi, pensez à développer vos propres ancrages de ressource pour les situations dans lesquelles vous voulez améliorer votre efficacité personnelle.

Un des ancrages kinesthésiques les plus connus, c'est la poignée de main : selon la qualité de la sensation tactile, elle conduit à différents états intérieurs et différentes attitudes.

Sensations liées à la poignée de main   DUO

Étape 1   Serrez la main de votre partenaire, comme vous en avez l'habitude et demandez-lui de vous dire ce qu'il ressent dans son état intérieur, quelles sortes de remarques cette sensation lui suggère-t-elle, pourrait-il déduire quelque chose à partir de cette poignée de main ?

Étape 2   Modifiez votre geste (plus ou moins tonique, plus ou moins long, plus ou moins fort). Observez comment cela affecte la sensation de votre partenaire et ce qu'il en dit.

Étape 3   Demandez à votre partenaire quelles doivent être les qualités d'une poignée de main qui lui donne une impression agréable…

Étape 4   Changez de rôle et parcourez les étapes de 1 à 3.

Au cours d'entretiens ou de conversations, vous avez l'occasion d'identifier et de calibrer les états intérieurs positifs de votre interlocuteur. Selon les contextes, il suffit de quelques questions, d'une remarque, d'une ambiance favorable pour qu'apparaissent des états positifs. Il peut être intéressant de les ancrer car ils seront alors disponibles, si nécessaire.

Au moment où se manifeste l'état intérieur positif, votre comportement peut faire office d'ancrage, selon votre préférence, vous pouvez modifier légèrement le ton, le rythme ou le volume de votre voix, changer de posture, faire un geste... Pour activer l'ancrage, il suffit de répéter ce comportement. Il faut savoir que l'efficacité de l'ancrage dépend beaucoup de sa précision, mieux vaut utiliser peu d'ancrages que trop !

Méfiez-vous aussi d'ancrages involontaires dont l'effet est fort désagréable. Un « tic » de langage par exemple peut déclencher des états d'agacement, voire un rire intempestif, chez votre interlocuteur et compromettre le bon déroulement de l'entretien.

Au cours d'un stage, une participante, commerciale, découvre qu'elle utilise sans le savoir deux sortes d'ancrage. D'une part, elle s'habille toujours dans le même style lorsqu'elle rend visite à ses clients (elle note sur ses fiches divers renseignements à propos du client, mais aussi comment elle était habillée le jour de son passage). D'autre part, lorsqu'elle reprend rendez-vous avec eux, elle se présente sous le nom qu'ils lui donnent (souvent, les clients donnent au représentant le nom du produit qu'il vend). En se servant de ce nom, elle associe sa présence au produit et renforce cette association au niveau du client, tout en induisant un état positif par le côté humoristique du procédé.

Différents types d'ancrage

Au cours d'un stage, Nathan prend conscience qu'il tire parti d'un comportement spontané de son interlocuteur et s'en sert comme ancrage :

« Certaines personnes manifestent leur attention à ce qu'elles voient ou entendent en se rapprochant ou en se penchant vers leur interlocuteur. Lorsque cela se produit dans un entretien, je m'adapte à cette posture en la reflétant et chaque fois que j'ai besoin de l'attention de mon interlocuteur, je m'approche légèrement reproduisant ainsi son attitude d'attention. Quand la personne démontre un état attentif par un autre comportement, je m'en sers de la même façon, le procédé d'ancrage reste le même. »

Un autre stagiaire, Raphaël, chef d'entreprise, nous confie qu'il utilise beaucoup d'ancrages visuels pour soutenir la motivation de ses commerciaux :

« Ils voient ce qu'ils vont gagner, s'ils atteignent les objectifs. Ils savent pourquoi ils travaillent ! »

Certains problèmes sont liés à des ancrages négatifs : une information sensorielle surgit et rappelle instantanément un mauvais souvenir, une expérience désagréable. La PNL dispose de techniques permettant de gérer ce type de difficultés. Les exercices présentés ici en constituent les bases. Selon votre registre sensoriel prédominant, vous serez plus sensibles à certains ancrages : son, image, sensation, etc. Les goûts et les parfums sont aussi de très puissants ancrages.

Installer une ressource   DUO

Léa apporte son aide à Milan.

Étape 1 Léa demande à Milan de penser à une situation agréable. Lorsque Milan revit mentalement son expérience agréable, Léa lui donne une ancre kinesthésique (il exerce une légère pression sur la main en faisant très attention de bien repérer l'endroit exact). Léa maintient l'ancrage quelques secondes, afin de « calibrer » le comportement associé à l'ancrage. Elle enlève l'ancrage et demande à Milan de revenir au contexte d'ici et maintenant. La pression sur la main sera le premier ancrage.

Étape 2 Léa et Milan se parlent quelques minutes pour faire un intermède.

Étape 3 Léa demande à Milan de penser à une expérience moyennement désagréable. Lorsque Milan revit menta-lement cette expérience, Léa calibre soigneusement le comportement associé à l'évocation de cette expérience, puis incite Milan à quitter cette évocation en changeant le ton, le volume ou le rythme de sa voix (Léa dit : « Maintenant, je vous demande de quitter cette expérience »). Le changement dans la voix sera le deuxième ancrage.

Étape 4 Léa et Milan font un autre intermède.

Étape 5 Léa active le premier ancrage puis demande à Milan d'évoquer l'expérience désagréable. Grâce à l'ancrage auditif, Milan peut à tout moment interrompre cette évocation, notamment s'il a choisi une situation très difficile. Le rôle de Léa consiste alors à calibrer le comportement de Milan pendant cette dernière phase. Le rôle de Milan consiste à dire à Léa en quoi l'ancrage a modifié son expérience.

Étape 6 Changez de rôle.

Vous avez remarqué que la personne qui apporte son aide ne demande pas de connaître le contenu de l'expérience évoquée. En PNL, on appelle cela travailler en secret, c'est une méthode particulièrement élégante qui offre la possibilité d'aider sans pour autant forcer la confidence. Nous choisissons systématiquement cette façon de travailler dans les groupes de formation.

Par ailleurs, le fait d'ignorer le contenu oblige à mieux concentrer son attention sur les **techniques de calibrage et d'ancrage** et évite de porter une évaluation.

Être efficace dans la relation d'aide

Avoir l'impression que son interlocuteur s'adresse vraiment à soi tient en fait à peu de chose... Les techniques de la PNL doivent être exécutées avec une haute qualité d'attention, leur succès en dépend. La personne à qui l'on s'adresse doit se sentir réellement concernée, or, dans une situation de communication, le piège est de centrer son attention sur soi-même et non sur l'autre, ce qui empêche de capter les informations utiles et pertinentes.

Il est vrai que, au cours de l'apprentissage de la PNL, nous cherchons le plus souvent à suivre les étapes d'un exemple ou d'un exercice plutôt que de centrer notre attention sur l'interlocuteur. Ce stade doit être rapidement maîtrisé afin que les techniques, parfaitement intégrées, ne soient pas apparentes, ni ne remplacent la spontanéité de nos comportements.

Le travail sur vous va vous aider à repérer comment votre attention s'organise dans une situation de communication. Voici la classification que propose la PNL.

La PNL définit quatre niveaux d'*organisation de l'attention* dont nous donnons à présent une brève définition et surtout les caractéristiques objectives permettant de les identifier : être *centré sur soi, déplacer les références, permuter les références* et l'*organisation simultanée de l'attention.*

Être centré sur soi

La personne qui agit ainsi limite son attention à elle-même, elle impose plus qu'elle ne propose, se montre autoritaire et peu disposée au dialogue, à moins qu'elle n'y trouve l'écho de ce qu'elle dit. Les gens fortement impliqués dans une idée, une opinion ou une croyance sont généralement centrés sur eux-mêmes ; c'est parmi eux qu'on trouve les gourous, les chefs incontestés, les leaders charismatiques. Sûres d'avoir raison, ces personnes, à défaut de dire explicitement « moi je », le sous-entendent dans tous leurs propos, se heurtent souvent à ceux qui ne partagent pas leurs opinions et ressentent un intense sentiment de solitude, « Personne ne les comprend ! ». La confrontation entre leurs certitudes intérieures et le monde extérieur est douloureuse et généralement conflictuelle.

Pour mener à bien un projet, défendre une cause, gagner une compétition, se protéger efficacement en cas de danger, il est indispensable de savoir rester centré sur soi et sur ses propres références, face aux obstacles de toute nature qui peuvent surgir. Se placer dans le sillage d'une personne fortement centrée sur elle-même donne un certain confort, pourvu qu'on adhère pleinement à ses messages, car elle protège et défend comme parties d'elle-même ceux qui se rangent à ses côtés.

Déplacer ses références

Quand on déplace ses références, cela signifie que l'on s'intéresse aux autres en leur appliquant ses propres critères et références.

La croyance sous-jacente à ce comportement pose que tous les gens sont accessibles aux mêmes critères. Si vous vous motivez en pensant à ce que vous allez gagner, vous avez tendance à vouloir motiver les autres avec le même moyen. Cela marche bien sûr, dès qu'il s'agit d'identifier des motivations majeures, mais il faut savoir élargir son champ de références pour pouvoir entrer en contact avec les autres. La personne qui se projette ainsi se sent généralement à l'aise avec les autres. Elle se retrouve en eux, puisqu'elle leur prête les mêmes intentions et les mêmes comportements face aux mêmes situations. Quand on déplace ainsi ses critères, on a tendance à établir des comparaisons entre soi et les autres en se prenant comme modèle.

Si, quand vous lui exposez un problème, votre interlocuteur vous répond en citant un exemple qu'il estime similaire et cherche à imposer sa solution, c'est qu'il déplace ses propres références, attachant de la sorte moins de crédit à ce que vous dites. Ce type de comportement peut conduire à des déceptions : la personne fait pour les autres ce qu'elle aimerait recevoir et va au-devant de cruelles désillusions, car les gens s'estiment aimés dès l'instant où ils reçoivent ce qu'ils attendent et non ce que les autres croient qu'ils attendent.

Permuter ses références

C'est le type même d'organisation de l'attention qui permet qu'on soit bon public : si le film est triste, on y va de sa larme furtive dans le noir, si un ami souffre, on souffre à sa place et s'il se réjouit, on partage sa joie. **Permuter ses références, c'est pratiquer l'empathie.**

Si nous ne mettons pas en doute l'efficacité de l'empathie, en revanche, il est permis de tracer les limites de la permutation de références ! Quand on est totalement pris dans le jeu qui se déroule, on devient bien moins efficace en cas de difficulté, du fait même de cette implication qui empêche de sortir du cadre pour trouver des solutions. En d'autres termes, si vous « souffrez » des souffrances des autres, il vous est difficile de leur venir en aide car vous n'avez plus le recul nécessaire pour considérer les problèmes dans leur globalité.

Si vos interlocuteurs vous entraînent dans leurs préoccupations, parfois bien loin de votre domaine de compétence, cela pose des problèmes pour revenir à l'objet de l'entretien. De plus, la qualité de la relation n'a pas nécessairement besoin de confidences, souvent même, cela n'est pas souhaitable.

Si vous avez facilement tendance à vous mettre à la place des autres, vous devez vous montrer vigilant. **La personne qui permute ses références produit souvent des incongruences** car elle essaie de se conformer à des modèles qui ne lui conviennent pas toujours.

À noter

Permuter ses critères est une phase indispensable pour comprendre son interlocuteur ; mais, pour rester maître du jeu, il importe de savoir recentrer son attention sur son objectif personnel.

Organisation simultanée de l'attention

L'idéal à atteindre consiste à maintenir présents dans son attention les deux cadres de références : le sien et celui de son interlocuteur. Il apparaît cependant à travers notre expérience et celles des participants à nos séminaires que, au lieu d'une réelle simultanéité, on trouve plutôt un va-et-vient permanent entre une attention centrée sur soi et une centrée sur l'autre. Cet équilibre permet non seulement une excellente compréhension de son interlocuteur, mais offre également la distance et le sentiment de liberté nécessaires pour trouver des solutions créatives quand il le faut.

Récapitulons...

Au cours de ce chapitre, vous avez appris à :
- identifier les incongruences ;
- reconnaître les équivalences complexes ;
- identifier et utiliser les états de ressource ;
- pratiquer des ancrages ;
- savoir comment s'organise votre attention.

CHAPITRE 5

LES MOYENS DE L'INFLUENCE

Au programme

- Découvrir ses critères et ceux des autres
- Les croyances et les valeurs
- Les présupposés

Ce chapitre va vous permettre de comprendre les chemins psychologiques de l'influence : les croyances, valeurs et critères représentent un puissant levier capable de motiver toutes sortes de comportements. Prendre conscience de nos propres critères nous rend plus autonomes, plus responsables de nos choix, par conséquent moins influençables.

Découvrir ses critères et ceux des autres

Lorsque nous entrons dans le monde des critères et des valeurs, nous partons à la découverte du « pourquoi » de l'expérience : c'est le domaine par excellence de la subjectivité. Nous allons cependant l'aborder d'une manière caractéristique de la PNL et chercher à en comprendre le fonctionnement. La distinction entre « comment » et « pourquoi », si elle présente des aspects fort utiles, devient ici quelque peu théorique, puisque, en étudiant l'un, on étudie aussi l'autre.

Notre système de croyances produit des critères et des valeurs qui se forgent dans le cadre de nos appartenances culturelles, au cours de notre histoire personnelle. Nos expériences nous enseignent à évaluer en « bien » ou en « mal » les faits qui nous concernent. C'est pourquoi, il y a de grandes différences d'appréciation selon les personnes. Nous avons déjà souligné cela au premier chapitre pour montrer que les cartes de la réalité étaient aussi personnelles que les empreintes digitales.

À noter

Les critères qui intéressent la PNL sont précisément ceux qui caractérisent la personne et non les caractères spécifiques à un groupe culturel.

Cela n'exclut pas d'ailleurs la liaison de certains critères à un contexte culturel particulier. Ce que nous voulons montrer, c'est comment il est possible de connaître, de découvrir les critères et les valeurs de la personne. Nous allons partir à la découverte des critères, comme nous l'avons fait pour les registres sensoriels. Il est possible de définir une hiérarchie des critères, une organisation, à laquelle nous avons accès par l'observation du comportement des choix.

Observer l'organisation des critères permet de découvrir les principales motivations d'une personne. Le questionnement sera notre outil préféré, notamment l'investigation des objectifs enrichie de nouvelles questions portant davantage sur la subjectivité. L'application du métamodèle pour le langage doit alors s'associer à une observation précise de la communication non verbale. Enfin, l'évaluation de la congruence des réponses fournira des indices fiables pour la poursuite de nos recherches.

Examinons à présent **comment développer et enrichir les questions de base pour explorer les objectifs :**

1. Que voulez-vous ?
2. Comment saurez-vous que vous l'avez obtenu ?
3. Comment quelqu'un d'autre pourrait-il le savoir ?

4. Que se passera-t-il quand vous atteindrez votre objectif ?
5. Qu'est-ce qui pourrait vous empêcher de l'atteindre ?
6. De qui dépend l'atteinte de cet objectif ?
7. Quand voulez-vous atteindre votre objectif ?
8. Atteindre votre objectif peut-il nuire à quelqu'un ?
9. Que pourriez-vous perdre en l'atteignant ?

Après avoir posé la première question, c'est-à-dire « Que voulez-vous ? », et avant de passer à la deuxième, nous allons demander : « **Qu'en attendez-vous ?** » ou « **Qu'en pensez-vous ?** »

Comment explorer les objectifs

– Je voudrais étudier la PNL.

– Qu'attendez-vous de cette étude ?

– Que pensez-vous de l'étude de la PNL ?

Il est clair que ces questions conduisent à préciser l'objectif en montrant les attentes de la personne qui forment un aspect de ses critères.

La deuxième question « Comment saurez-vous que vous l'avez obtenu ? » peut être reprise et complétée par « **Quelles preuves souhaitez-vous avoir ?** ».

Comment préciser l'objectif

– Je souhaite que la PNL m'apporte plus de sérénité et plus de confiance en moi.

– Quelles en seraient les preuves ?

Cette question, très directe, recoupe la question classique, en mettant l'accent sur la notion de preuve et les éventuelles relations de cause à effet utilisées.

À partir de l'énoncé de ces preuves, on va établir une hiérarchie en posant les questions : « **Quelles seraient les preuves les plus importantes ?** », « **Quelles sont les preuves que vous voulez avoir en premier, puis après ?** »

Chaque fois qu'il est utile de le savoir, nous pouvons explorer la dimension « temps », cela permet de vérifier qu'il n'y a pas de conflit entre les objectifs à court terme et ceux à long terme.

Le schéma ci-dessus représente l'interdépendance du comportement extérieur avec l'état intérieur et les processus internes. Nous y avons souligné l'importance du cadre des critères, des valeurs et des croyances. Ces éléments font partie intégrante de la carte de la réalité et se manifestent dans les comportements et les choix.

La troisième question, « Comment quelqu'un d'autre pourrait-il le savoir ? », nous l'avons vu, est destinée à aider la personne à prendre du recul, et ainsi accéder à une vue « extérieure » de son objectif.

Dans la perspective de la recherche des critères, nous pouvons compléter par **« Qu'est-ce qui vous paraît important aux yeux des autres ? »**. Cette question appelle des réponses en rapport avec l'image que la personne souhaite donner d'elle-même. Par conséquent, les critères valorisés se trouvent facilement accessibles.

Valoriser certains critères

– Si je me sentais plus serein, je pense que le climat serait plus détendu. Les autres me verraient comme quelqu'un de bien dans sa peau et digne de confiance.

– C'est cela qui vous paraît important aux yeux des autres ?

– Oui, les gens préfèrent la présence de ceux qui les rassurent et les sécurisent et leur servent de modèle.

– Avez-vous un modèle ?

Cette façon d'exploiter le « point de vue extérieur » apporte de précieuses informations pour la suite. La **quatrième question**, « Que se passera-t-il quand vous atteindrez votre objectif ? », en explorant des cadres plus précis, pourra compléter utilement les précédentes questions. À ce stade de l'exploration, il ne faut pas hésiter à entrer dans les détails. Les renseignements recueillis pourront être recoupés avec ce qui précède, pour vérifier la cohérence de l'ensemble : **« En quoi votre vie de tous les jours sera-t-elle changée ? »**, **« Espérez-vous des bénéfices dans votre vie affective ? »**

Vérifier la cohérence

- Avez-vous un modèle ?
- Pas précisément, mais je sais ce que je veux !
- Que se passera-t-il concrètement quand vous atteindrez votre objectif ?
- Je me sentirai capable d'entreprendre...
- Est-ce que cela changera votre vie quotidienne ?
- Certainement, je serai mieux organisé.
- Espérez-vous des bénéfices dans votre vie affective ?
- Je ne sais pas, peut-être que je serai plus idéaliste qu'aujourd'hui. J'ignore si on peut appeler cela un bénéfice !

La cinquième question, « Qu'est-ce qui pourrait vous empêcher d'atteindre votre objectif ? », requiert toute notre attention, car elle met en évidence la façon dont la personne identifie et perçoit les obstacles. Les mêmes faits peuvent être vécus comme des motivations pour les uns ou des blocages pour les autres. Par exemple, la perspective d'affronter des difficultés n'a pas la même valeur pour tous. Toutes les questions qui tendent à approfondir le sujet seront les bienvenues, notamment celles qui permettent de délimiter les frontières du possible : « **Quel serait, pour vous, un obstacle vraiment insurmontable ?** »

Perception des obstacles

- Qu'est-ce qui pourrait vous empêcher d'atteindre votre objectif ?
- Beaucoup de choses pourraient me conduire à différer mon projet, non à l'abandonner.
- Quel serait, pour vous, un obstacle vraiment insurmontable ?
- Je ne vois que des raisons de force majeure... Rien ne s'oppose, en fait, à ce que j'entreprenne mon projet !

La sixième question, « De qui dépend l'atteinte de cet objectif ? », permet de vérifier l'implication de la personne dans la quête de son objectif. Nous avons montré (voir chapitre 3) qu'il était essentiel de se sentir personnellement responsable du projet, afin de se donner les meilleures chances de réussite. Il est également possible d'utiliser d'autres versions de cette question : « **Quelqu'un peut-il s'opposer à votre objectif ?** », « **Pour qui cet objectif est-il important ?** »

S'impliquer dans la quête d'un objectif

- Quelqu'un peut-il s'opposer à votre objectif ?
- Oui, mon chef pourrait me refuser la demande de formation !
- Que feriez-vous si c'était le cas ?
- Je ferais cette formation pendant mes congés et à mes frais !
- Cet objectif est vraiment très important pour vous ?
- C'est même ma priorité actuelle !

Cet exemple met en évidence la très forte motivation de la personne : le questionnement fait apparaître à la fois l'obstacle et le moyen de le contourner. Enfin, les questions liées à l'écologie de l'objectif permettront de brosser un tableau précis des critères en jeu pour ce dernier. Il s'agit probablement de questions fondamentales car elles approchent de l'enjeu psychologique réel ; même si la personne ne fournit pas une réponse directe, la question a été posée, ce qui a permis d'aborder le cœur du problème.

La septième question, « Quand voulez-vous atteindre votre objectif ? », met en évidence le caractère d'urgence du projet en cours. La personne est-elle très pressée d'atteindre son objectif ou bien accepte-t-elle de le différer ? Aborder la question du temps fait apparaître les limites et les délais de réalisation de l'objectif. Ces critères sont intéressants à observer car ils permettent de préciser les priorités de la personne : un objectif qui devrait être trop longtemps différé ou au contraire atteint trop rapidement pourrait perdre de sa valeur. D'autres questions telles que « **Dans quel délai maximum voulez-vous atteindre votre objectif ?** », « **Combien de temps êtes-vous prêt à lui consacrer ?** », « **Quelle serait la limite au-delà de laquelle vous renonceriez à l'atteindre ?** », sont possibles.

La huitième question, « Atteindre votre objectif peut-il nuire à quelqu'un ? », ainsi que **la neuvième,** « Que pourriez-vous perdre en atteignant votre objectif ? », évoquent le thème des conséquences envisageables. Au niveau des critères, il est intéressant de connaître l'importance accordée à d'éventuelles retombées négatives de l'objectif.

Conséquences de l'atteinte d'un objectif

- Atteindre votre objectif peut-il nuire à quelqu'un ?
- – Peut-être apporter un certain inconfort au début. Formé à la PNL, je serai plus conscient de mes objectifs, peut-être moins hypocrite. Cela risque de ne pas être facile pour mon entourage.
- Mais vous estimez que cela en vaut la peine ?
- – Absolument, il n'y a rien à gagner à faire semblant de ne pas voir les problèmes. Il vaut mieux chercher des solutions, même si cela bouscule les habitudes !
- Que pourriez-vous perdre en atteignant votre objectif ?
- – Je vais certainement perdre quelques illusions, mais c'est exactement ce dont j'ai besoin !

Au fil de l'entretien, la **stratégie d'exploration des objectifs** va s'enrichir et faire apparaître les principaux critères. Les exemples ci-dessus (extraits d'entretiens) ont permis d'aboutir à un tableau cohérent des critères de notre participant : celui-ci veut coûte que coûte se former à la PNL pour progresser dans sa connaissance de soi, gagner en confiance et entreprendre des projets personnels.

La détection des critères revêt une grande importance dans des situations où la personne s'implique, en particulier lors de la recherche d'un nouveau travail ou lors d'un investissement lourd.

Il y a nécessairement des investigations à mener pour **évaluer l'enjeu de l'objectif.** C'est dans ce cadre que se situent les principaux critères, la question qui sert de guide à toutes ces explorations pourrait se formuler ainsi : « En quoi est-ce important pour moi de mener à bien ce projet ? »

Un de nos participants, consultant, prépare des étudiants aux entretiens de recrutement, il nous explique : « *J'utilise les critères à deux niveaux, d'une part, pour motiver mes étudiants et, d'autre part, pour les aider à mieux savoir ce qu'ils veulent. Je me sers parfois de la métaphore de la vente, je leur explique qu'ils vont devoir vendre leur potentiel et leurs compétences, et leur pose la question : Connaissez-vous bien ce produit ?* »

Cette approche met l'accent sur la connaissance de soi aux niveaux psychologique et professionnel. En effet, il est indispensable de savoir évaluer ses potentiels pour les faire valoir et trouver les arguments en leur faveur, à la fois pour soi-même et pour le « client ».

Tout comme les états intérieurs, les critères possèdent des équivalences complexes. Si l'on se présente comme une personne dynamique, encore faut-il en apporter des preuves observables, accessibles aux sens. Une bonne argumentation ira du critère à son équivalence complexe.

Critères et équivalences complexes

• Donnez-moi des exemples de votre dynamisme !

– Au cours de mon précédent stage, en moins de trois mois, j'ai permis à l'entreprise d'augmenter le nombre de ses clients, en allant sur le terrain et en aidant le chef des ventes à réorganiser les secteurs des représentants pour plus d'efficacité.

Dans un autre contexte, si quelqu'un dit : « Cette collaboration n'est pas bonne pour moi ! », il va falloir découvrir, pour éclaircir cette affirmation, comment la personne évalue « bonne » et « pas bonne » quand elle parle de collaboration. Voici les questions les plus utiles pour recueillir l'information : Qu'est-ce qui vous fait dire que cette collaboration n'est pas bonne pour vous ? Comment voyez-vous une « bonne collaboration » ? Qu'est-ce qui fait la différence ?

Une technique très prisée en PNL consiste à utiliser le **cadre de contraste**, comme le montre la question « **Qu'est-ce qui fait**

la différence ? », car il est plus facile de citer les différences par comparaison. Le point de départ peut être l'aspect positif ou l'aspect négatif.

Parmi les très nombreuses questions permettant d'identifier les critères, nous en proposons une sélection ci-dessous, en recommandant toutefois de les employer en étant parfaitement conscient de leur but. La question sert de levier, elle fait apparaître le critère ; il suffit ensuite d'en faire préciser les équivalences complexes pour avoir une idée précise.

Sélection de questions pour explorer les critères

- Comment avez-vous choisi votre activité ?
- Quelle a été votre meilleure expérience professionnelle ? (ou autre)
- Quelles seraient pour vous les conditions de travail idéales ?
- Qu'est-ce qu'une véritable réussite, un échec ?
- Comment définissez-vous l'efficacité ?
- Quelle part accordez-vous aux loisirs dans votre vie ? (ou à autre chose)

Lorsqu'on cherche à connaître les critères de quelqu'un, l'exploration doit contenir à la fois des questions d'ordre général et des questions prévues pour obtenir des réponses descriptives, en termes d'équivalences complexes, et fournir une hiérarchie. Il est important de relever l'ordre dans lequel les critères sont énumérés : celui-ci donne accès aux priorités de la personne ainsi qu'à sa stratégie. Bien entendu, les réponses doivent être vérifiées aux niveaux non verbal et verbal, afin d'en mesurer la congruence.

L'ordre d'apparition des critères ne traduit pas toujours l'échelle d'importance, il convient de se montrer précis : « Qu'est-ce qui compte le plus pour vous dans ce projet ? »…

Construire une hiérarchie de critères   **SOLO ou DUO**

Si vous travaillez seul, répondez aux questions suivantes. Si vous travaillez à deux, posez les questions à votre partenaire, explorez les réponses, puis changez de rôle.

Étape 1   Vous avez un projet important, qu'est-ce qui pourrait vous empêcher de le réaliser ?   Réponse n° 1

Étape 2   Malgré cela, qu'est-ce qui vous obligerait à le réaliser ?

Réponse n° 2

Étape 3   Si cet obstacle (réponse n° 1) était éliminé, qu'est-ce qui vous empêcherait de réaliser votre projet ?

Réponse n° 3

Étape 4   Malgré cela, qu'est-ce qui vous obligerait à le réaliser ?

Réponse n° 4

Étape 5   Si cet obstable (réponse n° 3) était éliminé, qu'est-ce qui vous empêcherait de réaliser votre projet ?   Réponse n° 5

Étape 6   Malgré tous les obstacles, qu'est-ce qui vous oblige à vouloir réaliser votre projet ?   Réponse n° 6

Les réponses 5 et 6 fournissent les critères les plus importants car ils reflètent directement les enjeux majeurs.

Bien s'organiser n'est pas toujours évident, voici un exercice qui peut faciliter les choses.

Classer les tâches en fonction de deux critères valorisés   **SOLO**

Étape 1   Établissez la liste des tâches que vous devrez accomplir au cours de votre prochaine semaine de travail.

Étape 2   Classez-les en fonction de deux critères : « urgent » et « important ». Certaines tâches sont urgentes, mais peu importantes, d'autres sont importantes mais non urgentes.

Étape 3   Quand ce classement est fait, attribuez une note de 0 à 10 dans chaque critère.

Tâche	Urgent, note	Important, note	Total

Étape 4   Comptez les points et réorganisez votre emploi du temps !

Les croyances et les valeurs

Selon la PNL, les croyances doivent être comprises comme des généralisations tenant lieu de référence dans les représentations du monde. Il ne s'agit pas de croyances religieuses ou idéologiques. Toute personne possède des croyances qui se construisent au cours de son histoire personnelle en se fondant sur certaines expériences. Une fois généralisées, celles-ci deviennent des références. Les croyances produisent des valeurs et des critères, comme nous l'avons étudié. Ces croyances s'actualisent dans les comportements par des équivalences complexes. L'observateur averti parvient toujours à identifier la croyance à partir de comportements.

À noter

Les valeurs sont organisées en systèmes cohérents par rapport à la croyance. Elles sont à la croyance ce que les branches sont au tronc de l'arbre. Les critères, quant à eux, forment le feuillage !

Découvrir les croyances et les valeurs d'une personne permet, dans une large mesure, de prévoir ses comportements. En effet, ces derniers s'organisent toujours de manière à maintenir le système en état de marche. Quand on a compris et identifié les valeurs auxquelles la personne obéit, il est alors possible de découvrir la croyance qui structure la carte de la réalité.

Par exemple, si quelqu'un se croit incapable de réussir ce qu'il entreprend, il finit par accumuler les échecs et renforce sa croyance. Les croyances s'auto-entretiennent en interprétant les expériences comme des justifications ou des preuves de leur bien-fondé. Il est souvent difficile de changer une croyance, d'autant que la personne n'est généralement pas consciente d'appliquer une croyance dans ses comportements.

On qualifie de « croyance » quelque chose auquel on adhère, mais qui n'est pas nécessairement « vrai ». Or, les croyances auxquelles s'intéresse la PNL semblent si « vraies » dans la carte de la réalité, qu'elles ne sont jamais considérées comme des croyances, mais de fidèles reflets de la réalité !

Si quelqu'un croit que le monde est dangereux, il va au-devant de multiples dangers, mais s'il croit que le monde offre en permanence une multitude d'opportunités intéressantes, il sera surtout conscient de celles-ci. Certaines croyances sont très favorables à l'optimisme, au dynamisme, à la sérénité, à la compétition et à de nombreux comportements.

Les croyances possèdent une remarquable solidité. Ainsi, une personne peut répéter un comportement inutile, voire inefficace, tant qu'elle croit qu'il y a quelque chose à gagner !

La solidité des croyances

Des psychologues américains, cités par John Grinder au cours d'un séminaire, avaient fait construire un labyrinthe pour humains (sur le modèle de ceux utilisés par les souris) au centre duquel ils avaient caché de l'argent. Les sujets étaient des étudiants volontaires pour apprendre à se diriger dans le labyrinthe. Dans le même temps, des souris apprenaient à explorer un labyrinthe à leur taille, pour y découvrir de la nourriture.

Alors que les souris abandonnaient l'exploration du labyrinthe lorsqu'il n'y avait plus rien à manger, les humains allaient jusqu'à entrer par effraction la nuit dans les locaux pour aller chercher l'argent qui ne s'y trouvait plus !

Seule l'application d'une croyance permet un tel comportement.

Le *système de valeurs* ressemble un peu à un mur en construction, où chaque brique représente un élément d'expérience venant renforcer l'édifice des croyances. **Lorsque vous parvenez à connaître les critères, vous êtes sur la piste qui conduit aux valeurs, puis aux croyances.** Vous pourrez alors non seulement prévoir, dans une large mesure, les comportements de la personne mais aussi les influencer, si vous présentez vos suggestions d'une façon qui va dans le sens de ces données.

Les croyances, comme nous l'avons vu, commandent les comportements de façon impérative. La personne qui obéit à une croyance ne le fait pas consciemment, mais elle sait qu'elle ne peut pas agir autrement. De toute évidence, lorsque nous connaissons nos croyances, nous savons ce qui pourra ou non nous influencer. De plus, cela fournit la souplesse indispensable pour nous adapter aux différentes circonstances rencontrées.

Nous avons souligné que les croyances, selon la PNL, se construisaient à travers l'histoire de chacun. On les compare à des **apprentissages** ayant sélectionné des comportements utiles à l'adaptation. Ce champ de recherche dépasse toutefois les limites de notre propos, nous nous contenterons ici de montrer les grandes lignes de l'organisation des croyances.

À noter

Schématiquement, nous distinguons trois grandes catégories de croyances : l'identité, le pouvoir et la relation.

Pour savoir rapidement dans quelle catégorie se situent les valeurs d'une personne, on peut explorer un contexte de sa vie, dans lequel elle a fait des choix réellement personnels. En effet, on ne choisit pas toujours son activité professionnelle, comme on le fait pour ses loisirs.

En partant de ce principe, si la personne « choisit » une activité, elle s'oriente de préférence vers quelque chose de satisfaisant par rapport à ses valeurs prioritaires. Le choix d'une discipline sportive permet de déduire la valeur qui demande à être satisfaite par cette pratique. En effet, quelqu'un qui choisit un sport d'équipe répond à un besoin de relation ou de pouvoir, selon le rôle qu'il joue au sein de son club, tandis que celui qui s'adonne à un sport individuel se préoccupe davantage de satisfaire un besoin d'identité et, dans ce domaine, il existe encore bien des distinctions possibles.

Réputation	**Identité** **Pouvoir**	Argent
Succès		Obstination
Respect		Ruse
Honnêteté		Statut social
Créativité		Réussite
Originalité		Ambition
Beauté		Indépendance
Honneur	**Relation**	Possession
Caractère		Choix
Générosité		Revanche

Amour, respect, morale
Altruisme, amitié, camaraderie
Aide, pédagogie, obéissance
Convivialité, famille, groupe

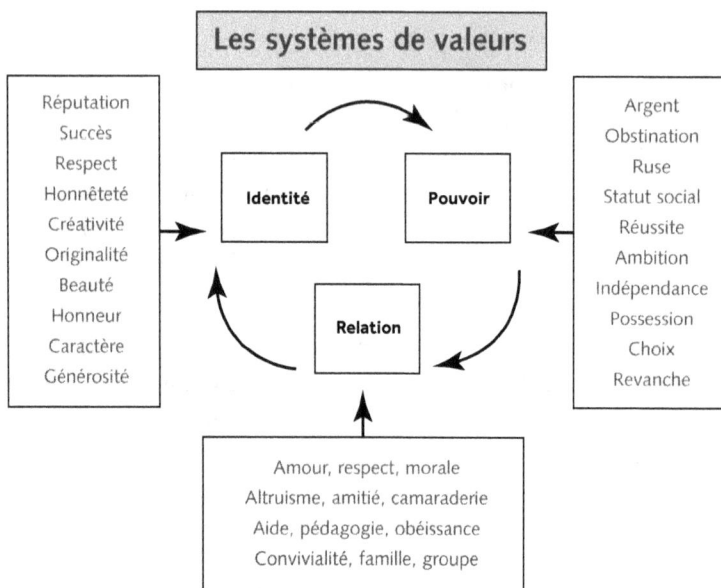

Identité, relation et pouvoir ne forment pas des catégories séparées, mais se lient de différentes manières pour constituer des cartes de la réalité bien différenciées. D'une part, le territoire de chaque catégorie varie selon les gens ; d'autre part, au cours de l'histoire d'une personne, ce ne sont pas toujours les mêmes valeurs qui dirigent.

Identifier les valeurs   SOLO

Dans le schéma ci-dessus sont citées quelques valeurs typiques des croyances relevant respectivement des trois catégories : identité, pouvoir, relation.

Étape 1   Comptez dans chaque encadré les valeurs qui vous semblent importantes pour vous-même.

Étape 2   Attribuez 1 point à chaque valeur. Faites le total des points par encadré et découvrez dans quelle catégorie vous comptez le plus de points.

Voici un exemple de recherche de valeurs effectué par deux participantes à l'un de nos stages.

Recherche de valeurs

Marie a repris des études longues et difficiles après avoir élevé ses trois enfants, Paola l'interroge pour connaître ses motivations.

– Marie, expliquez-moi ce qui a guidé votre choix pour entreprendre ces études ?

– Je voulais faire une synthèse de mes connaissances, répond Marie après un temps de réflexion. Le ton de sa voix ne convainc pas.

– C'est tout ?, insiste Paola perplexe.

– Hum. Non, répond Marie, plus sûre d'elle, pour réussir des choses difficiles que les autres trouvent insurmontables, il faut un bon motif. Elle souligne ce « bon » en haussant le ton de la voix, en faisant un geste et hochant la tête.

– Qu'est-ce que vous appelez un bon motif ?, questionne Paola en reprenant le ton spécifique sur le « bon ».

– Oh ! Pour moi, c'est simple. Je voulais me rapprocher de mes enfants pour pouvoir continuer à m'en occuper !

– C'était votre but principal ?, interroge Paola.

– Sans aucun doute. Le ton de la voix de Marie se fait un peu rêveur...

– Est-ce que cela suffisait pour vous donner envie de reprendre des études ?

– Non, pas entièrement, précise Marie. J'aurais pu trouver d'autres prétextes.

En fait, je voulais aussi prouver qu'en tant que femme, j'étais aussi capable de réussir sur le plan intellectuel et peut-être même mieux qu'un homme dans ce domaine spécifique. Le ton de la voix est le même que dans « il faut un bon motif ».

– Je comprends mieux, conclut Paola.

Le bon motif de Marie, c'est de se lancer des défis. Quand ce qu'elle entreprend devient facile et routinier, il lui faut de nouveaux défis. Il a suffi de cinq questions pour arriver à la motivation réelle, qui semble se situer à la fois dans la catégorie des croyances d'identité et de relation.

Cet exemple met en avant des valeurs fondées sur la famille avant celles qui avaient trait aux succès individuels. Cela trace les limites des choix possibles. À l'évidence, Marie n'aurait pas mené à bien ses projets d'études, si cela l'avait éloignée de ses enfants. Dès que nous connaissons les valeurs d'une personne, nous découvrons à quelle catégorie de croyance elles appartiennent. Nous possédons alors les moyens de présenter nos messages en parfait accord avec elles.

Dans l'entretien précédent, une grande importance est accordée aux signes non verbaux, lesquels renseignent sur la congruence des réponses et indiquent les pistes à explorer, les informations à faire préciser. Il s'agit d'être en éveil par rapport au contenu du discours et à la façon dont le langage non verbal le ponctue.

Quelques questions supplémentaires vont nous aider à approfondir nos découvertes :

1- Existe-t-il quelque chose que vous ne pourriez pas faire ?

2- Quelle sorte de personne, selon vous, serait capable de le faire ?

3- Comment pourriez-vous la qualifier ?

4- Existe-t-il quelque chose que vous ne voulez pas faire ?

5- Quelle sorte de personne serait capable de le faire ?

6- Qu'est-ce que vous ne supportez pas chez les autres ?

7- Comment pourriez-vous vous définir en quelques mots ?

Ces questions sont destinées à cerner la façon dont la personne se considère. En général, la personne se définit comme le contraire des réponses qu'elle donne aux questions 2 et 5. Cependant, la réponse à la question 6 donne une idée de ce que la personne cherche à combattre en elle-même, et cette valeur indique la croyance impliquée.

La croyance impliquée dans un discours

– Qu'est-ce que vous ne supportez pas chez les autres ?

– L'intolérance.

– Comment pourriez-vous vous définir en quelques mots ?

– Hum. Je cherche à comprendre les autres, ce n'est pas toujours facile.

– C.Q.F.D !

Les présupposés

Alors que les critères, les valeurs et les croyances peuvent être mis en relation avec des phénomènes de généralisation (une seule expérience pouvant générer une croyance), les **présupposés se rattachent davantage à des mécanismes d'omission et de distorsion.** Ils ne sont pas explicitement formulés et sont construits à partir des informations échangées dans une situation de communication.

Si quelqu'un dit : « La première fois que je suis allé à Athènes, je n'ai pas aimé cette ville. » Son interlocuteur peut présupposer qu'il y a eu plusieurs voyages à Athènes et un changement d'opinion à ce sujet. MAIS ce n'est pas explicite, il s'agit donc de présupposés.

Pour qu'un message ait un sens, nous construisons ce dont nous avons besoin pour le comprendre et le situer dans des contextes accessibles. Les présupposés ne sont pas dits, mais contenus dans les messages verbaux et non verbaux. Chaque acteur de la situation de communication en produit, devenant ainsi créateur de sens.

À noter

Il existe deux types de présupposés : les *déductions* consistent à imaginer des conséquences logiques découlant de l'affirmation initiale ; les *implications* sont les interprétations du message et s'observent davantage au niveau non verbal.

La PNL se concentre sur les présupposés qui produisent des malentendus. L'interprétation fait partie intégrante de la communication, mais tend à nous éloigner des faits quand l'interprétation remplace la perception des informations.

L'exemple cité par Ronald Laing dans *Nœuds* et par Paul Watzlawick dans *Faites vous-même votre malheur*, illustre le mécanisme de la « double contrainte » comme un résultat d'une communication basée sur l'interprétation. Une mère offre deux cravates à son fils, une rouge et une bleue. Le lendemain, le fils met la cravate bleue et sa mère lui fait la remarque suivante : « Je vois bien que tu n'aimes pas la rouge ! »

La double contrainte est une situation dans laquelle l'un des acteurs de la communication perd toute possibilité de choix, comme si c'était un jeu à pile ou face avec pour règle « Pile, je gagne ; Face, tu perds ! ». Les chercheurs de l'école de Palo Alto, notamment Paul Watzlawick, sont à l'origine de la découverte de ce dysfonctionnement de la communication.

Sur le plan de la déduction, cette histoire présuppose l'existence de deux personnages, une mère et son fils, celle de deux cravates, une rouge et une bleue, etc. Tous les éléments formulés dans l'anecdote sont présupposés exister.

Pour ce qui concerne les implications, si nous nous plaçons à la place de la mère nous pouvons présupposer : « Il n'aime pas les cravates rouges, il n'a pas osé me le dire, mais je l'ai deviné parce que je suis une bonne mère attentive. »

Si nous nous mettons à la place du fils, nous pouvons présupposer : « Elle m'offre des cravates pour m'obliger à en mettre puisque c'est un cadeau, alors qu'elle sait que je n'aime pas porter de cravate. Mais comme je veux être gentil avec elle, je vais quand même en mettre une. » Rien de tout cela n'est explicitement dit dans l'histoire en question et n'importe quelle autre interprétation pourrait faire l'affaire. Cependant, quel que soit le choix, il peut donner lieu à une interprétation négative, donc l'un des deux acteurs devra endosser une double contrainte.

En imaginant ces présupposés nous pouvons nous demander quelles sont les intentions cachées d'un écrivain, d'un poète, d'un homme politique ou de nos proches. Notre intuition nous conduit à des certitudes, des prises de position et nous aboutissons parfois à des impasses, quand nous ne faisons pas la part entre ce que la personne a exprimé et ce qu'on a interprété à partir de cela.

Utiliser les présupposés

La première étape consiste à les reconnaître. Pour cela, il existe un moyen simple : lorsque qu'une personne dit une phrase, essayez de vous en faire une image claire. Tout ce qui n'a pas été dit explicitement mais que vous pouvez vous représenter dans cette image vient de vous. **Il s'agit de votre interprétation.**

Si quelqu'un vous dit : « J'aime les chats parce qu'ils se conduisent avec dignité », vous pouvez sans peine vous représenter la personne et un chat, peut-être même connaissez-vous l'animal en question. Mais tout ce que vous verrez pour illustrer « j'aime » et « ils se conduisent avec dignité » sera uniquement le fruit de votre imagination.

C'est grâce à la même méthode que l'on identifie les omissions (voir le métamodèle pour le langage). Le langage non verbal (ton de la voix, gestes, expression du visage) mérite alors une attention particulière, car il ponctue les mots et apporte des informations à propos du présupposé.

Pour identifier avec certitude les présupposés, on emploiera deux techniques :

* **construire une image mentale** de ce que dit notre interlocuteur et faire la part de ce qui vient de lui et de ce qu'on y a ajouté ;
* se poser la question « **Qu'est-ce qui doit exister pour que cette affirmation soit vraie dans la carte de la réalité de mon interlocuteur ?** ».

Identifier les présupposés	DUO ou TRIO

L'exercice met en situation trois personnes : Alain, Benoît et Claire. Alain expose un projet, Benoît lui pose des questions, Claire observe et prend des notes dont elle fera part aux deux autres à la fin de l'exercice. Il est possible de travailler à deux.

Étape 1 Alain propose un objectif, un projet en une ou deux phrases.

Étape 2 Benoît lui pose des questions à propos de ce qu'il a dit.

Étape 3 Benoît identifie les présupposés contenus dans les propos d'Alain.

Étape 4 Claire confirme ou pas et souligne les présupposés utilisés dans les questions de Benoît.

Étape 5 Changez de rôle.

Après avoir identifié les présupposés, il vous reste à choisir ce que vous voulez en faire. Dans bien des cas, conscient que les présupposés de votre interlocuteur sont les mêmes que les vôtres, vous continuerez votre conversation sans vous en préoccuper davantage. Cependant, il vous reste trois autres possibilités :

- **vous accorder**, c'est-à-dire accepter le présupposé, provisoirement ou non ;
- **contester**, c'est-à-dire mettre au défi l'existence du présupposé ou en contester la pertinence ou encore interrompre le processus ;
- **réorienter**, c'est-à-dire la combinaison en séquence des deux choix précédents.

Dans un premier temps, vous acceptez le présupposé, dans un second, vous le contestez. C'est le « oui, mais », l'art de trouver des contre-exemples pertinents. Pour réorienter, nous disposons de tout un arsenal présenté sous le nom de « *menu d'influence* », que nous étudierons ci-après.

Réorienter les présupposés

« J'ai l'intention d'aller passer mes vacances sur la Lune. »

- S'accorder : j'y suis allé l'année dernière, c'est un endroit merveilleux.
- Contester : avec ma vieille bagnole, ce sera difficile !...
- Réorienter : c'est une idée en effet, mais je préfère la Bretagne, j'irai plutôt à Saint-Malo. On y respire mieux.

Utiliser les présupposés   SOLO, DUO ou TRIO

Si vous travaillez seul, utilisez votre dialogue intérieur ou rédigez de brefs exemples. Si vous travaillez à deux ou à trois personnes, répartissez-vous les rôles.

Étape 1 Sylvie fait une affirmation.

Étape 2   Anne lui répond en s'accordant.

Étape 3   Guillaume répond en s'opposant.

Étape 4   Ensemble le groupe cherche des moyens de réorienter l'affirmation.

Étape 5   Reprenez les étapes 1 à 3, jusqu'à ce que chacun ait effectué les trois techniques : s'accorder, contester, réorienter.

À l'issue de ces deux exercices, vous aurez certainement remarqué qu'il est presque impossible d'éviter les présupposés. Nous avons déjà évoqué cela en étudiant le phénomène de divination qui est une forme de distorsion (voir le métamodèle pour le langage).

En conclusion, il importe d'être conscient de ses présupposés, de leurs contenus, de leurs références et des critères employés pour donner un sens à ses expériences dans la relation et la communication.

Récapitulons...

Au cours de ce chapitre, vous avez appris à :

• reconnaître et identifier un critère ;
• établir une hiérarchie de priorités ;
• accéder aux systèmes de valeurs et aux croyances ;
• identifier et utiliser les présupposés.

CHAPITRE 6

VISUALISER
POUR RÉALISER

Au programme

- Nos images mentales à la loupe : les sous-modalités sensorielles
- Visualiser un objectif
- Changer les sous-modalités d'une image

Au cours de ce chapitre, vous allez découvrir les techniques de visualisation créative mises en œuvre par Richard Bandler, dès 1985[8]. Dans les chapitres précédents, les différents outils présentés, fondés sur l'observation, le dialogue et la souplesse comportementale s'appliquaient essentiellement dans des situations relationnelles.

Les **techniques de visualisation** que nous allons étudier maintenant **sont davantage centrées sur l'expérience intérieure, la créativité, l'univers des représentations.** De nombreuses techniques de la PNL se fondent sur l'aptitude des gens à imaginer, à construire des images mentales. Ce phénomène est d'ailleurs connu depuis fort longtemps, comme l'attestent les philosophes de l'Antiquité[9].

En PNL, nous employons déjà des techniques de visualisation très simples pour confirmer une information reçue verbalement. Nous avons employé à plusieurs reprises la **construction d'une image mentale** pour mieux définir un objectif, pour vérifier qu'on

---

8. *Unsing your brain for a change*, Real People Press, Moab, Utah, 1985.
9. Entre autres le philosophe grec Platon, mais aussi l'historien latin Tite-Live.

n'ajoute pas notre propre interprétation à ce qu'affirme notre interlocuteur et, enfin, dans de nombreux exercices.

Richard Bandler va beaucoup plus loin dans l'utilisation de ces techniques et affirme qu'elles permettent d'obtenir très vite des changements rapides et durables. Il leur donne d'ailleurs la priorité, en raison de leur simplicité et de leur élégance : elles offrent en effet un maximum d'efficacité pour un minimum d'efforts. Dans beaucoup de cas, une seule séance suffit pour qu'une image mentale créant une souffrance ou un blocage perde son pouvoir.

S'il n'existe que trois registres sensoriels (visuel, auditif, kinesthésique), l'agencement de leurs nuances en « sous-modalités » peut traduire une multitude d'images différentes et personnalisées. Un infime changement de l'une de ces sous-modalités sensorielles affecte l'ensemble du comportement, mais ne change pas la fonction de représentation.

À noter

En termes PNL, la sous-modalité sensorielle définit un élément faisant partie d'une représentation sensorielle.

Si nous visualisons l'image d'une pomme, la couleur et la brillance sont des sous-modalités visuelles. Si nous imaginons que nous prenons la pomme dans notre main, la texture de la peau est une sous-modalité kinesthésique.

Les observations et techniques présentées dans ce chapitre vont nous aider à prendre plus de pouvoir sur notre expérience intérieure. Richard Bandler présente le changement comme l'apprentissage de stratégies destinées à modifier notre perception subjective d'un événement vécu comme négatif, voire douloureux. Il part du principe que l'on peut apprendre et intégrer de nouveaux comportements, mieux adaptés à la situation et que **le travail sur les sous-modalités sensorielles de nos représentations est l'un des outils les plus puissants de la PNL.**

Ce travail s'applique en outre à de nombreux contextes :

* préparation des sportifs ;
* travail théâtral de l'acteur ;
* accomplissement de performances (prise de parole en public, etc.) ;
* travail sur son image.

L'utilisation de la vidéo est un allié utile dans les contextes de performances sportives et autres. Il donne une base de départ. Pour les applications en développement personnel, le travail de visualisation mis en œuvre utilise des éléments de la carte de la réalité, et le dispositif vidéo n'est justifié que si l'on veut vérifier des résultats.

Nos images mentales à la loupe : les sous-modalités sensorielles

Que notre système dominant de représentation sensorielle soit visuel, auditif ou kinesthésique, nous avons tous des images internes qui codent notre expérience et lui donnent un sens. Nous avons déjà évoqué cette question de codage de l'expérience en étudiant le métamodèle. Nos certitudes, nos doutes, nos désirs, nos craintes possèdent une image dans notre expérience et cette image possède un caractère unique qui la différencie de celles des autres. Ce sont les « sous-modalités » sensorielles, ainsi nommées par la PNL, qui en sont les éléments caratéristiques et leur agencement spécifique en détermine l'unicité.

À noter

Les sous-modalités sensorielles d'une image interne sont les caractères formels qui la distinguent dans l'expérience de la personne.

Étape 1 Pensez à une personne de votre entourage avec laquelle vous vous sentez à l'aise et souvenez-vous de la dernière fois que vous l'avez rencontrée.

Étape 2 Examinez attentivement cette image. Quelle est sa taille, y a-t-il du mouvement, des couleurs, des zones floues, des contours nets, des sons associés, des bruits ?

Étape 3 Êtes-vous présent dans cette image ? Vous voyez-vous ou bien savez-vous que vous en faites partie mais sans vous voir ? Quelles sensations éprouvez-vous ?

En parcourant cette représentation interne, vous êtes entré en contact avec certaines de vos sous-modalités personnelles.

Il existe des sous-modalités visuelles, auditives et kinesthésiques à nos représentations sensorielles. Nous reprenons ici la classification de Richard Bandler, en précisant toutefois qu'elle peut être enrichie et interprétée selon chacun. Les sous-modalités visuelles correspondent aux différents éléments identifiables par notre perception sensorielle, notamment ceux que l'on peut modifier quand on travaille les images avec des dispositifs techniques (photo, vidéo, logiciels de graphisme et autres effets spéciaux). De la même façon, les différentes manières de travailler sur le son influencent notre manière de nous représenter une image sonore. Les sous-modalités kinesthésiques, quant à elles, dépendent également de la richesse de notre expérience personnelle.

Nous allons présenter successivement les différentes sous-modalités sensorielles avec lesquelles nous travaillons le plus souvent. La majeure partie du travail consiste à identifier les sous-modalités qui caractérisent vraiment une expérience de la personne, puis à les faire varier de façon à modifier le vécu émotionnel qui y est associé.

Les sous-modalités visuelles

La couleur de l'image varie selon l'intensité. Il est possible d'avoir des images richement colorées ou, au contraire, plus fades. La couleur est très subjective autant dans sa perception que dans ses représentations.

La distance à laquelle on se trouve de l'image. Quand on visualise une image, elle peut sembler se situer à une certaine distance... Semble-t-elle toute proche ou bien plus lointaine ?

La profondeur de l'image. Apparaît-elle plate ou bien possède-t-elle une profondeur ? Cette sous-modalité permet de classer l'image selon le relief qu'elle suggère.

La durée de l'image. Certaines images apparaissent de façon très fugitive, d'autres demeurent stables plus longtemps.

La netteté de l'image. Cela correspond à la mise au point d'une image. On peut utiliser la comparaison avec l'appareil photo et rendre certaines parties de l'image plus ou moins nettes.

Le contraste et la luminosité de l'image. Certains éléments de l'image se détachent en contrastant par rapport à d'autres moins éclairés ; il est possible de faire varier le contraste. S'agit-il d'une petite ou d'une plus grande image, voire panoramique ? Cette notion est essentielle car **l'impact émotionnel d'une image demeure étroitement lié à sa taille.**

Le mouvement et le rythme de l'image. Certaines images possèdent un mouvement, un rythme ; d'autres sont parfaitement immobiles. Parfois, la visualisation ressemble à un film ou à un dessin animé ; parfois, la personne voit une succession d'images fixes, un peu comme des diapositives. **Il est possible de ralentir ou d'accélérer le défilement de l'image.**

La transparence de l'image. Une image en cache parfois une autre qui n'apparaît que si la première est assez transparente...

Le cadre et les proportions de l'image. Quelquefois, les images possèdent un cadre, sur lequel il est possible de travailler, en changeant sa couleur ou son épaisseur. Il est également possible d'en changer les proportions (plus long, plus étroit)...

L'orientation de l'image. Dans le cas où la personne visualise des images cadrées, il est possible d'en faire varier l'orientation comme si l'image était penchée : tantôt à gauche ou à droite, tantôt vers le bas ou le haut.

Le premier plan et l'arrière-plan. Les éléments présents dans l'image sont plus ou moins situés de façon évidente. Leur place peut varier du premier à l'arrière-plan et changer, de ce fait, le vécu de l'image.

Le sujet associé ou dissocié. La personne qui visualise peut ou non se voir dans l'image. Si elle se voit, on dit qu'elle est « dissociée » ; si elle se sait présente dans la scène sans se voir, on dit qu'elle est « associée ». Cette notion essentielle caractérise **l'aptitude de la personne à prendre du recul par rapport à une représentation interne.**

En résumé, voici les principales distinctions des sous-modalités visuelles. La liste ci-dessous fournit quelques points de repère ; elle peut être complétée avec votre propre expérience et des informations que vous recueillez autour de vous. En prenant cette liste comme point de départ, exercez-vous à construire une image mentale, puis évaluez la présence ou l'absence des différents éléments ci-dessus. Vous découvrirez qu'il existe probablement d'autres distinctions qui vous sont personnelles.

Les principales distinctions des sous-modalités visuelles	
Taille de l'image	Comment se présente l'image ?
Luminosité	Fait-il sombre, clair ?
Couleur	Quelle est la couleur dominante ?
Brillance	Décrire l'image entre mat et brillance...
Forme	Une forme est-elle évoquée ?
Contraste	Y a-t-il du contraste entre les éléments ?
Mise au point	Entre flou et net...
Durée	Combien de temps l'image apparaît-elle ?
Mouvement, rythme	Y a-t-il un rythme, un déplacement ?
Sujet associé ou dissocié	Préciser si le sujet se voit ou pas dans l'image.

.../...

Les principales distinctions des sous-modalités visuelles	
Cadre et proportion	Faire préciser l'aspect du cadre.
Orientation	Comment l'image est-elle orientée ?
Grain	Y a-t-il du grain, du relief ?
Transparence	Entre opaque et transparent...
Mots	Y a-t-il des mots ou des indications écrites ?
Contours des objets	Présentent-ils des caractéristiques ?
Distance	L'image est-elle proche ou lointaine ?

Les sous-modalités auditives

Les sous-modalités auditives sont présentes dans nos représentations internes et jouent parfois un rôle très important. Le ton que
nous employons pour nous parler dans notre dialogue intérieur en
est un bon exemple. Nous les classons selon certains critères, résu-
més ci-dessous.

Le volume sonore. Nous pouvons le faire varier comme pour
régler le son d'un appareil de diffusion.

La hauteur du son. Il s'agit, comme pour la voix, du caractère
allant du grave à l'aigu.

Le rythme. Qu'il s'agisse de paroles ou de musique, **la notion de
rythme et de vitesse est une sous-modalité caractéristique.**

Le timbre peut être compris ici comme le type de sonorité. Il
donne la qualité d'expression à une voix et ce qu'on nomme en
musique la « couleur » d'un son. Si vous jouez un sol à la trompette
ou au piano, la note peut être identique, mais d'une couleur bien
différente.

La durée. Cette distinction concerne le temps d'apparition du son.
Est-ce un son bref, continu, intermittent... Est-ce une séquence
qui se déroule, puis s'arrête et reprend ?

La distance et la localisation. Ces notions concerne la proximité et l'origine de la source sonore.

Le relief. Dans l'ensemble sonore de la représentation, certains sons apparaissent plus nets que d'autres. L'ensemble des sons peut être très distinct ou bien encore apparaître comme un mélange confus.

Le premier plan. Dans la représentation sonore, il existe parfois un élément qui se dissocie des autres, à la manière d'un instrument qui joue en solo et se détache par rapport à l'orchestre qui l'accompagne. Inversement, on peut aussi se représenter un son qui existe en arrière-plan.

L'écho. Le son est-il ou non reflété comme par l'écho ?

Le sujet associé ou dissocié. La personne peut entendre sa voix ou tout autre son qu'elle produit. On dit alors qu'elle est « associée ». Si elle n'entend pas sa voix, on dit qu'elle est « dissociée ».

À partir de ces données, il existe des variantes individuelles, souvent liées au fait que la personne possède un système de représentations sensorielles à dominante auditive ou une expérience riche en données auditives. Nous créons en effet nos représentations internes avec notre expérience. Il faut également tenir compte du fait que nous utilisons souvent des termes visuels ou kinesthésiques pour décrire des expériences ou des représentations auditives. Si l'on qualifie un son de velouté, de suave, voire de lumineux… Il est clair que cela demande des précisions.

Les principales distinctions des sous-modalités auditives	
Sujet associé ou dissocié	La personne produit-elle un son ?
Volume sonore	Préciser comment le son occupe le silence.
Grave/aigu	Comment est perçu le son ?
Rythme	Le son est-il continu, rythmé, interrompu ?
Timbre et couleur	Préciser le caractère expressif du son.

.../...

Les principales distinctions des sous-modalités auditives	
Durée	Temps d'apparition du son.
Distance	À quelle distance se trouve la source du son ?
Provenance de la source	Situer la source dans l'espace.
Relief	Le son est-il composé de différents bruits ?
Premier plan/autres plans	Quel est le son le plus présent, le moins...
Écho	Y a-t-il un écho, plusieurs échos ?
Voix	Le son comprend-il une voix ?
Mono/stéréo	Y a-t-il plusieurs sources sonores ?
Net/flou	Distingue-t-on aisément le ou les sons ?

Comme vous l'avez fait pour les sous-modalités visuelles, pensez à un moment récent dans lequel vous avez entendu des sons. Parcourez les différents éléments du tableau et évaluez-en la présence ou l'absence dans votre propre représentation.

Les sous-modalités kinesthésiques

Elles sont le plus souvent associées à une image ou à un son. Lorsqu'on imagine un paysage de neige et de glace, on peut ressentir une impression de froid, même s'il fait une température agréable à l'endroit où l'on se trouve ! Un de nos stagiaires disait qu'en voyant un cycliste, alors qu'il était en voiture, il ressentait facilement la sensation de l'air sur son visage.

Les sous-modalités kinesthésiques concernent les sensations corporelles et émotionnelles. Nous n'utilisons pas la distinction « associé/dissocié » car le sujet qui se les représente les vit en temps réel et ne peut être qu'associé. Même s'il voulait se représenter les sensations d'une autre personne, il devrait les ressentir, comme notre stagiaire avec l'exemple du cycliste !

Pour clarifier les choses, nous classons les sous-modalités kinesthésiques en trois catégories, selon qu'elles relèvent de sensations tactiles, proprioceptives ou qu'il s'agisse enfin de métasensations.

Les sensations tactiles proviennent de notre sens du toucher (texture, température).

Les sensations proprioceptives sont les sensations internes musculaires et viscérales (pression, localisation, étendue, intensité, mouvement, température, etc.).

Les métasensations, évaluations subjectives des précédentes, peuvent revêtir la même forme que les proprioceptives. On peut les comprendre comme des manifestations des émotions.

Les principales sous-modalités kinesthésiques sont résumées ci-dessous.

La localisation représente l'endroit où prend place la sensation kinesthésique ; la sensation s'étend sur un territoire plus ou moins délimité. En partant de la localisation, on peut arriver à définir la forme de la sensation.

L'intensité correspond à la quantité subjective de sensation partant d'un seuil pour arriver à une limite.

La texture concerne les sensations tactiles et se décline en dureté, douceur, rugosité, mollesse, etc. Ce sont en fait les différentes informations qu'on peut recueillir en touchant quelque chose.

Le goût. Il est possible d'imaginer des goûts et des odeurs, exactement comme dans un souvenir.

La température. Au propre comme au figuré, on peut se représenter une image « froide » ou « chaude » et y associer une sensation de froid ou de chaleur !

Le mouvement, la vibration. Il s'agit de la sensation du mouvement aussi bien dans une dimension proprioceptive qu'au niveau de métasensations.

Les principales sous-modalités kinesthésiques					
Localisation	Intensité	Texture	Goût	Température	Mouvement
Étendue de la sensation	Quantité de sensation	Informations tactiles	Parfums, saveurs	Chaud, froid	Vibration, déplacements

Pensez à une activité que vous avez l'habitude de pratiquer, concentrez votre attention sur un épisode récent et essayez de retrouver toutes les sensations que cela vous procure. Aidez-vous des catégories ci-dessus pour évaluer les sensations que vous éprouvez lors de cette activité.

Visualiser un objectif

Voici un exemple d'application. Familièrement, on dit qu'il faut savoir où l'on va pour avoir une chance d'y arriver. Exprimé en termes PNL, préciser son objectif aide à valider sa faisabilité. Nous avons appris, au chapitre 3, une stratégie d'exploration des objectifs. À présent, nous allons enrichir ce procédé en y ajoutant la visualisation des réponses et les sous-modalités sensorielles.

Les questions utilisées s'inscrivent dans trois catégories :

- les conditions de bonne formulation (forme affirmative et réponses descriptives) ;
- la faisabilité (représentation sensorielle de l'objectif et des moyens à mettre en œuvre) ;
- l'écologie de l'objectif, c'est-à-dire les conséquences à prévoir.

Nous allons étudier, pour chacune, comment l'emploi de la visualisation et des sous-modalités sensorielles va faciliter l'exploration de l'objectif.

Utiliser une forme affirmative

Essayez de construire une image mentale de la phrase suivante : « Je ne veux surtout pas voyager pendant les vacances ! » Pour rester au plus près du texte, la seule image possible serait celle de la personne en train d'affirmer cette opinion, à laquelle vous pouvez rajouter des signes de refus ou une négation. Il est impossible de voir ce que veut cette personne en se fondant sur sa seule affirmation. Tout ce que vous rajouteriez serait de l'interprétation.

Maintenant, essayez de vous représenter mentalement l'affirmation suivante : « Pendant les vacances, j'ai envie de visiter la Crète ! » Cette fois, vous pouvez ajouter dans votre image une représentation plus précise contenant la personne qui affirme et quelque chose qui indique la destination de ses vacances.

Utiliser des termes descriptifs

La manière de présenter les choses est essentielle pour la compréhension. Plus nous employons des termes descriptifs, plus notre interlocuteur parvient à une représentation mentale précise de notre objectif. En PNL, certains auteurs, comme John Grinder, vont jusqu'à dire qu'**un objectif n'est bien formulé que s'il n'est plus possible d'en changer les termes sans dénaturer son sens.** Si quelqu'un dit : « Je veux obtenir un poste intéressant dans le secteur bancaire ! », il faudra explorer cela en demandant au minimum : « Comment savez-vous qu'un poste est intéressant pour vous ? » Les réponses à cette question vont révéler l'équivalence complexe du critère « intéressant » et permettre de visualiser quelques points de repère.

Ces éléments vont pouvoir s'assembler en une image avec laquelle il devient possible de travailler, de partager et d'échanger des informations aisément accessibles et perceptibles. En fait, dès qu'une information est accessible à la « vue » (même si c'est une image mentale), il est possible d'agir sur cette image.

À noter

| Un objectif bien formulé, c'est aussi un objectif visible !

Exercez-vous à construire une représentation visuelle de vos projets pour mieux les ajuster à vos souhaits.

Visualiser un projet   **SOLO**

Étape 1 Pensez à un projet à court terme, puis imaginez-le atteint.

Étape 2 Prenez l'image de l'objectif atteint et agrandissez-la. Faites-en une grande image mentale dans laquelle vous êtes présent. Regardez attentivement tous les détails, notez bien tout ce qui se passe.

Étape 3 Dissociez-vous de cette image, continuez à la regarder et passez à une phase d'évaluation.

Étape 4 En regardant cette image, êtes-vous satisfait ? Si la réponse est OUI, c'est que votre projet est clair et cohérent. Si la réponse est NON, c'est que vous devez modifier certains éléments de l'image. À l'aide des listes de sous-modalités sensorielles, faites varier l'image (taille, couleur, relief, cadre, sons, ambiance, etc.) jusqu'à ce que vous vous sentiez pleinement satisfait.

Les conditions de faisabilité

Les informations relevant de cette catégorie permettent de vérifier s'il est ou non possible d'atteindre l'objectif. Nous rappelons que **la PNL s'intéresse surtout à la faisabilité psychologique d'un objectif.** Nous cherchons à savoir si la personne se donne des objectifs conformes à ses possibilités, ses buts existentiels, son style de vie, ses critères et croyances.

Imaginez que, pour atteindre votre objectif, il vous faille effectuer un travail pénible pendant une très longue période, ce qui signifie que, pendant ce temps, vous devrez renoncer à vos loisirs, peut-être même qu'une part de votre vie relationnelle sera négligée. Essayez de visualiser cela et de vous placer au centre de cette image… Ce que vous allez éprouver en voyant cette image aura tôt fait de vous informer sur votre détermination.

Dans le cadre de la relation d'aide, quand on amène son interlocuteur à « voir » son objectif, cela lui apporte très rapidement une information de qualité sur la faisabilité du projet en cours. Des questions comme les suivantes, assorties d'un exercice de visualisation, auront un effet remarquable sur la précision et la faisabilité des projets :

- Que se passera-t-il quand vous atteindrez ce but ?
- Quels moyens mettez-vous en œuvre pour y arriver ?
- Voyez-vous des obstacles ?
- Avez-vous un délai ?

L'écologie de l'objectif

Nous avons déjà utilisé la notion d'écologie de l'objectif (voir chapitre 3) pour désigner l'environnement psychologique et relationnel de la personne. L'objectif doit s'intégrer parfaitement à cette écologie individuelle pour s'accomplir. Même bien pensés, certains projets n'aboutissent pas lorsqu'ils s'inscrivent en opposition avec l'environnement individuel. Famille, collègues, hiérarchie, aspects culturels, systèmes de valeurs et croyances personnelles jouent un rôle important. Ces éléments viendront faciliter ou interdire certains projets, selon qu'ils correspondent ou non à ces conditions environnementales.

Une image est plus explicite qu'un long discours. On peut se tromper en se racontant des histoires, mais prendre conscience de l'impact émotionnel, relationnel, social de son projet élimine rapidement ce qui n'est pas acceptable.

Nous ne prétendons pas énoncer des règles de valeur pour les objectifs. En fait, tout dépend du contexte. Nombres d'artistes ont mené à terme des projets d'œuvres qui ne recueillaient ni l'adhésion, ni l'approbation du public... L'opinion des autres compte en tant que critère, mais il serait dommage que la créativité en fasse les frais !

Vérifier visuellement l'écologie d'un objectif	SOLO

Étape 1 Pensez à un projet en cours.

Étape 2 Posez-vous la question de savoir ce que cela va changer autour de vous, quand vous l'aurez atteint. Avec ces informations, construisez une image mentale aussi précise que possible.

Étape 3 Évaluez votre sentiment face à cette représentation. Êtes-vous satisfait ? Êtes-vous dans le doute ?

Vous devez tenir compte de ce que vous éprouvez en regardant l'image construite. Votre intuition vous indiquera avec précision si votre objectif est adapté ou non à votre environnement personnel.

Changer les sous-modalités d'une image

Changer une image négative

De nombreuses difficultés partagent une base commune en la présence d'une image négative. Grinder et Bandler ont souvent montré que ces images négatives ont assez de pouvoir pour produire peur, panique et autres comportements douloureux. Ainsi, Bandler, dans son livre *Un cerveau pour changer*, évoque-t-il le cas d'une participante à l'un de ses séminaires qui se plaignait de ne pouvoir aller sur son balcon en raison de son vertige. Il finit par découvrir que l'image qui fait obstacle est négative : dès qu'elle s'approche d'un balcon, elle se voit basculer dans le vide, ce qui la terrifie.

Les personnes qui souffrent du trac se conduisent comme si elles cherchaient à échapper à un danger qui n'existe que dans leur carte de la réalité. Quand elles parviennent à expliquer et à décrire ce qui se passe en elles quand elles ont le trac, elles évoquent le plus souvent des images très négatives et un sentiment d'impuissance. Une croyance s'établit et s'auto-entretient à partir de cette expérience.

La PNL propose la stratégie suivante. La personne doit faire un travail de prise de contrôle sur ces représentations au moyen des changements de sous-modalités sensorielles. La technique fonctionne au niveau de la modification de la représentation négative et du changement des croyances associées par l'apport d'une expérience de contre-exemple.

Modifier une image négative

Constance perd ses moyens dès qu'elle est en présence de son supérieur hiérarchique. Elle rougit, bafouille, oublie ce qu'elle voulait lui dire ; elle se sent très intimidée. Si l'on explore la situation et son déclenchement, on ne trouve pas de justification évidente. Constance est très compétente, elle n'a pas à redouter de reproches, elle dit :

– Je sais parfaitement que je n'ai aucune raison d'avoir peur, mais je n'y peux rien, c'est plus fort que moi !

À la question « Que se passe-t-il en vous lorsque vous êtes en présence de votre chef ? », Constance répond :

– Déjà avant de la voir, j'imagine qu'elle va me faire quantité de reproches et que je vais perdre mes moyens. Je me vois en train de bafouiller, de rougir, par anticipation ! Cette image est énorme, elle occupe toute la place dans ma tête. Je m'y vois, comme si j'y étais ! C'est sombre et inquiétant ; j'entends sa voix aiguë, très désagréable.

À partir de là, nous avons travaillé en demandant à Constance de modifier certains aspects de l'image : réduction de la taille, modification des couleurs, éloignement de la source sonore, diminution du son, etc. Jusqu'à ce que la présence de l'image ne soit plus une gêne. Dès que Constance est parvenue à stabiliser cette image, celle-ci a perdu son pouvoir, et Constance a retrouvé ses moyens !

Travailler une image mentale négative — SOLO

Étape 1   Pensez à une situation dans laquelle vous vous sentez mal à l'aise. Prenez un exemple récent et précis puis visualisez cette scène. Ce sera votre image initiale, la n° 1.

Étape 2   Relevez les sous-modalités sensorielles (VAK) les plus apparentes. Formez une petite image bien descriptive de la situation pour vous permettre d'évaluer le résultat des modifications que vous allez apporter.

Étape 3   Modifiez les sous-modalités une par une, et ce dans chaque registre sensoriel.

Étape 4   Évaluez l'efficacité de vos modifications en vous référant à l'image initiale et à ce que vous éprouvez.

Étape 5   Quand la modification vous semble intéressante et efficace, intégrez-la dans une seconde image. Ce sera votre image de travail, la n° 2.

Étape 6   Travaillez ensuite sur l'image n° 2 jusqu'à ce que vous soyez satisfait du résultat.

À l'issue de quelques comparaisons entre l'image initiale et l'image travaillée, la première va tendre à perdre de son influence négative. Cette technique s'emploie dans de nombreuses situations de relation d'aide, il faut parfois « doser » et commencer par travailler des images dont l'impact est modérément désagréable. On peut aussi utiliser cette technique pour se préparer mentalement à accomplir certaines performances sportives ou théâtrales.

Faire évoluer un blocage

Certains blocages se manifestent par un fort sentiment d'incapacité. La personne se sent privée de ses choix car elle ne peut pas décider de son comportement : peurs irraisonnées, aversions diverses, croyances limitantes, etc. Les croyances s'installent peu à peu à partir d'une expérience et parviennent à étendre leur influence jusqu'à remplacer la réalité. Ainsi la personne se retrouve-t-elle dans des situations de non-sens.

Les croyances fonctionnent comme autant de raccourcis cognitifs. Un élément perçu est rapidement identifié comme similaire à un modèle, ce qui déclenche le comportement. Par exemple, quand on rencontre quelqu'un pour la première fois, on tend à chercher des similitudes ou des différences par rapport à une personne connue ; cela construit ce qu'on appelle la **« première impression »**. Si une majorité d'éléments positifs se dessine, un comportement spécifique, fondé non pas sur une réelle connaissance de la personne mais sur ses similitudes ou ses différences par rapport à des modèles et des valeurs, se mettra en œuvre.

C'est ainsi que nous attribuons un sens à nos expériences en employant des informations issues de connaissances acquises et généralisées, comme le sont les croyances. Les relations de cause à effet et certaines équivalences complexes traduisent l'influence de ces croyances.

Si vous dites : « Je veux devenir plus efficace dans mon travail ! », nous devrons identifier, pour comprendre ce message, l'équivalence complexe de cette efficacité en posant la question : « Comment saurez-vous que vous êtes devenu plus efficace dans votre travail ? » La réponse va sélectionner des éléments particuliers pour constituer l'équivalence complexe.

Les relations de cause à effet associent deux éléments, dont l'un justifie l'autre. Elles reflètent également l'influence d'une croyance et permettent de faire l'impasse sur une exploration approfondie des faits. Si vous dites : « Il est trop jeune pour faire ce travail », vous établissez un lien de causalité entre deux éléments, l'âge et le travail. Votre position est peut-être tout à fait justifiée, mais il faudrait sans doute quelques précisions.

En situation d'entretien, il faut accorder beaucoup d'attention aux relations de cause à effet et aux équivalences complexes, car elles forment le paysage de la carte de la réalité en structurant le territoire et se manifestent dans tous les choix de la personne. Rappelons la remarque de Bandler dans son livre *Un cerveau pour changer* : « *La PNL, c'est 95 % d'observation et 5 % d'intervention !* »

Travailler sur les croyances

Au cours d'un séminaire, Bernard l'un des participants se désole :

– J'ai toujours rêvé de jouer du piano, mais je n'ai jamais réussi dans mes tentatives. Je me dis que je n'y arriverai jamais !

En explorant cette question, nous découvrons que, si Bernard tente de se visualiser en train de jouer du piano, ce n'est pas lui qu'il voit sur l'image mais un être qui ose exprimer ses sentiments, ses émotions. Il le trouve efféminé et ne se reconnaît pas. Il commente :

– Ce n'est pas un homme.

Bernard découvre une croyance qui le limite, parce qu'elle lui interdit d'atteindre son objectif. Pourtant, il se rend compte que cette croyance ne résiste pas à la réflexion, s'il exprime sa sensibilité dans la musique, il ajoutera cette compétence à ce qu'il est, un homme. Bernard accepte de travailler sur sa visualisation de l'objectif. Il parvient facilement à se représenter en train de jouer du piano, développe ensuite cette image, travaille les sous-modalités sensorielles. Son image devient peu à peu une ressource à sa motivation. Cette fois, il est déterminé !

Dans le cas de Bernard, le seul fait de prendre conscience de sa croyance limitante a suffi pour démarrer un travail avec les sous-modalités. Mais les problèmes plus compliqués requièrent une technique différente, dont nous vous présentons maintenant le déroulement.

Faire évoluer une croyance limitante   SOLO

Étape 1 Trouvez dans votre expérience une croyance qui vous empêche d'exprimer certaines facettes de votre personnalité. La question qui vous aidera est : « Qu'est-ce qui vous empêche d'atteindre votre objectif ? » Soyez attentif à la compatibilité des buts possibles avec votre écologie personnelle.

Étape 2 Trouvez l'image qui s'associe à votre croyance.

Étape 3 Pensez à quelque chose dont vous doutez et faites-en une image mentale.

Étape 4 Comparez les deux images, celle de la croyance et celle du doute. Faites la liste des sous-modalités qui diffèrent en chacune.

Étape 5 Modifiez l'une des sous-modalités de l'image représentant la croyance en la remplaçant par celle du doute. Votre croyance limitante se change alors en doute !

Étape 6 Cherchez à identifier la croyance qui pourrait remplacer celle que vous venez de changer en doute. Au besoin, vérifiez sa validité en explorant l'un des objectifs à atteindre. Autant le doute sous-tend des objectifs d'hésitation, de mise à l'écart, d'interminables réflexions et d'immobilité, autant l'absence de doute se lie à l'action, à la prise de décision, de responsabilité.

Étape 7 Quand vous avez identifié la croyance qui vous aidera à atteindre votre but, faites-en une image. Renforcez-la et remplacez votre croyance limitante par cette dernière, en changeant d'abord le contenu de la croyance limitante, puis en ôtant les sous-modalités du doute (travail inverse de l'étape 5).

Récapitulons...

Au cours de ce chapitre, vous avez appris à :

- créer des images mentales ;
- utiliser des images mentales pour explorer des objectifs ;
- identifier les sous-modalités sensorielles des images ;
- modifier les sous-modalités sensorielles pour modifier le vécu de l'image ;
- atténuer l'influence d'une image négative ;
- changer une image négative en doute.

CHAPITRE 7

CHANGER LES PROBLÈMES EN SOLUTIONS

Au programme

- L'état présent et l'état désiré
- Recadrer une difficulté
- Changer le point de vue d'un problème
- Reconstruire sa perception d'un événement passé

Ce chapitre vous permet de mettre en œuvre ce que vous avez appris jusqu'à maintenant, vous découvrirez ici les techniques les plus puissantes de la PNL expliquées dans leur forme classique et accompagnées d'exemples. Dans le cadre du développement personnel, vous pourrez utiliser ces techniques pour vous-même, en suivant le plan indiqué étape par étape, ou avec d'autres personnes, si vous pratiquez la relation d'aide, le coaching ou le conseil et, enfin, vous saurez les adapter à d'autres contextes professionnels.

L'état présent et l'état désiré

Avant toute intervention en vue d'un changement, il faut poser clairement l'*état présent* et l'*état désiré*. Ces notions vont permettre éventuellement de **distinguer objectif et état désiré**. Par ailleurs, un travail sur le contraste entre état présent et état désiré sera l'occasion de faire apparaître rapidement les ressources nécessaires pour aller vers l'état désiré. Dans un souci de précision, nous définirons les deux états dans le cadre exposé ci-dessous.

État présent	Nom		État désiré	Nom
Comportement ext.			Comportement ext.	
État intérieur			État intérieur	
Processus internes			Processus internes	
Croyance			Croyance	

À l'aide des différents outils de questionnement et d'observation, vous allez identifier clairement l'état présent et l'état désiré, leur donner un nom et décrire leurs différentes manifestations. La comparaison entre les informations recueillies pour chaque catégorie vous mettra ensuite sur la piste de la ressource.

Dès que vous avez une idée claire de l'état désiré et de la ressource pour y accéder, il faut décider de l'action à mener. Les trois principales techniques de la PNL, décrites ci-dessous, vous permettront de faire votre choix.

Recadrer une difficulté

Pour présenter le *recadrage*, nous utiliserons quelques exemples. La boutade bien connue – « Quelle est la différence entre un optimiste et un pessimiste ? D'un même verre, l'optimiste dit qu'il est à moitié plein, le pessimiste dit qu'il est à moitié vide ! » – illustre un recadrage. La technique, très simple, consiste à donner un sens différent, parfois opposé, à un fait donné.

Un exemple de recadrage

David qui n'est pas très riche veut repeindre les volets de sa maison. Or, il ne dispose que d'une peinture d'un bleu très vif. Il s'attend à entendre toutes sortes de commentaires sur le choix de la couleur et, en effet, cela ne tarde pas... Son voisin Roger l'interpelle :

– Eh bé, alors ! Pour être bleu, c'est bleu !

– Ah oui ! Cela ne te rappelle rien ce bleu ?, répond David.

Déconcerté, Roger s'éloigne sans répondre.

Un autre voisin s'approche :

– Ah ! Pour du bleu, c'est du bleu !

– Cela ne te rappelle rien ce bleu ?, demande David.

Il laisse son voisin réfléchir et reprend :

– Tu vois, c'est le bleu que nos grands-pères utilisaient pour les charrettes. Il n'y a pas mieux comme peinture. J'en ai trouvé une grande quantité à la cave.

Un troisième voisin interpelle David :

– S'il t'en reste de ce bleu, tu m'en passeras bien un peu ?

Les touristes qui passent s'étonnent de voir que, dans ce hameau, les volets sont peints en bleu !

La PNL considère qu'il est possible de donner un nouveau cadre à tout problème, afin qu'il soit plus facile de le résoudre. Certaines personnes ont une grande capacité à trouver les avantages de toute situation, même celles qui semblent calamiteuses pour d'autres. Le recadrage correspond à cette aptitude particulière.

Pour effectuer un recadrage, nous avons besoin de quelques présupposés. Nous partons du principe que **tous les comportements ont un but d'adaptation et de préservation de la personne.** Ils obéissent à une sorte d'économie interne, souvent inconsciente.

Nous posons également l'existence de **différentes facettes de la personnalité, les « parties ».** Ainsi, selon les rôles qu'on joue dans les contextes de la vie (quotidien, travail, relation, affection, etc.), on utilise certaines parties de sa personnalité.

Voici l'exemple d'un entretien au cours duquel un recadrage PNL est mis en œuvre.

Apprenez à maintenir un dialogue constructif
entre toutes les parties de votre personnalité

Aurélie se plaint de ne pas arriver à se concentrer sérieusement sur son travail.

– Il y a toujours quelque chose qui m'empêche de me concentrer. Je n'avance à rien, il me faut des heures pour faire mon travail. Je suis débordée !

• Si vous deviez donner un nom à ce problème, comment l'appelleriez-vous ?

– C'est une fuite... Oui, je pourrais l'appeler « fuite » ! C'est plus fort que moi ! Dès que je commence à me concentrer sur quelque chose, je m'enfuis..., dit Aurélie en faisant un geste circulaire.

• Tout se passe comme si une partie de vous voulait travailler et une autre faisait tout pour l'en empêcher ?

– Oui, tout à fait...

• Voulez-vous essayer de prendre contact avec cette partie de vous qui produit ce comportement de fuite ? Adressez-vous à cette facette de votre personnalité en utilisant votre dialogue intérieur et demandez-lui si elle est d'accord pour communiquer ?

Aurélie reste silencieuse, s'éloigne un peu, puis dit en souriant :

– Ça marche, c'est incroyable, cette partie de moi est d'accord pour communiquer !

• Vous pouvez établir un signal qui veut dire OUI ou NON ? Ainsi, vous serez parfaitement sûre. Pour y arriver, soyez consciente de votre état intérieur, que ressentez-vous, avez-vous une image mentale qui surgit ?

– Quand elle est d'accord, cela me fait penser au feu vert ! C'est un signal ?

• Vous pouvez vous servir de cette image comme d'un signal. Quand le feu est vert, cela signifie que cette partie est d'accord pour dialoguer et vous aider... Faites l'expérience et surtout n'oubliez pas de la remercier de sa collaboration !

– Cela fait un peu bizarre, je n'ai pas l'habitude de me parler comme cela ! Mais ça marche !

• Demandez maintenant à cette partie de vous-même quelle est son intention lorsqu'elle vous incite à la fuite ?

Aurélie réfléchit quelques instants, ferme les yeux, puis reprend :

– C'est bizarre, j'ai l'image d'un souvenir. Ma mère venait me dire d'arrêter de travailler ou de lire, que j'allais être fatiguée... Maintenant, quand je travaille, il se passe la même chose, cette partie de moi a pris le relais, elle m'invite à fuir pour ne pas me fatiguer. Elle veut me protéger ?... Oui, c'est bien pour me protéger !

• Vous venez d'obtenir une information essentielle, il faut remercier cette partie de vous et lui expliquer que vous avez compris son intention positive, mais que peut-être il y aurait d'autres options.

– Elle est d'accord pour coopérer !

• Nous allons faire appel à vos ressources créatives, celles qui vous aident à trouver des solutions, à imaginer, à rêver... Interrogez ces ressources avec votre dialogue intérieur et demandez si votre facette créative est d'accord pour communiquer et pour vous aider...

– Quand vous me parlez, je m'imagine en train de faire le peintre du dimanche ! Je ne suis pas une artiste pourtant... D'accord, mes ressources créatives sont là.

• Établissez un signal avec la facette créative qui veut bien coopérer.

– Voilà, j'ai pris le même, c'est un feu vert.

• Organisez une rencontre entre ces facettes de votre personnalité, demandez à la partie créative de proposer d'autres choix qui s'accordent avec l'intention positive mais ne vous obligent pas à fuir ! Demandez à la partie responsable du comportement de fuite si elle est d'accord pour essayer quelques-unes de ces options.

– C'est amusant ! Une question surgit. Au lieu de m'empêcher de travailler, elle va me poser la question : « Qu'est-ce qui est le plus important pour toi maintenant ? », ce sera à moi de choisir...

• Faisons un essai. Pensez à une situation qui pourrait arriver dans les jours qui viennent, vous êtes au bureau et vous avez un dossier important à consulter... Construisez une image mentale de cette situation et examinez si de nouveaux comportements peuvent se mettre en place.

Aurélie se concentre quelques instants, elle ferme les yeux, puis reprend :

– Tout se passe bien, je travaille depuis un moment, puis dans mon dialogue intérieur surgit une question : « Est-ce vraiment important pour toi maintenant ? », je réponds « Oui », elle ajoute « Sois prudente, je veille ! ». Je me remets au travail. J'ai le sentiment que si j'en fais trop, elle va me ramener à l'ordre !

• Félicitations ! Vous avez su établir un contact positif entre vos différentes facettes, puis comprendre leurs intentions et, enfin, sortir de la situation conflictuelle pour reprendre votre rôle de décision.

– Je me sens bien mieux !

Au cours de cet entretien, nous avons parcouru les six étapes du recadrage classique, en voici le plan.

Recadrage classique en six étapes	
Étape 1	Identifier le problème, lui donner un nom.
Étape 2	Prendre contact avec la partie responsable du problème, établir un signal OUI/NON.
Étape 3	Connaître l'intention positive de cette partie.
Étape 4	Prendre contact avec la partie responsable des ressources créatives, établir un signal OUI/NON et lui demander de fournir d'autres options satisfaisant l'intention positive.
Étape 5	Demander à la partie responsable du problème d'essayer les options qui lui conviennent.
Étape 6	Faire un test en projetant dans un futur proche pour évaluer la faisabilité des nouvelles options.

Il existe d'autres façons de procéder à un recadrage, le principe reste identique, mais, cette fois, une seule phrase suffit ! Encore faut-il qu'elle s'adapte parfaitement à la situation. Les différentes suggestions du menu d'influence peuvent servir à formuler des recadrages en une phrase. Ce procédé connaît toutes les faveurs de la PNL qui cherche toujours les solutions les plus simples et les plus élégantes.

Recadrer en une phrase

– Je suis pétrifié de trac avant d'entrer en scène...

– Il n'y a QUE les BONS acteurs qui ont le trac.

• Cette réponse permet de recadrer l'affirmation précédente en y ajoutant des éléments positifs.

– Je n'ai pas trouvé ce que tu m'avais demandé, il n'y avait pas grand-chose au marché. J'ai acheté ces drôles de légumes, je suis désolé !

– Ce n'est pas grave, cela va nous donner l'occasion de goûter à ces drôles de légumes.

• Cette réponse permet de trouver un avantage dans une petite contrariété de la vie quotidienne.

Ce type de recadrage ne fonctionne que s'il permet de **souligner un élément positif de la situation.**

Changer le point de vue d'un problème

La technique PNL que nous présentons maintenant est aussi appelée « **dissociation visuelle kinesthésique** ». Dans de nombreuses difficultés, l'image du problème produit instantanément un comportement de malaise, si vous avez très peur des souris, dès que vous en voyez une, vous vivez une sensation désagréable. Cette sensation est associée à l'image de la souris et la technique proposée consiste à rompre ce lien pour restaurer la maîtrise de ses choix. Il s'agit, dans un premier temps, de mettre une distance entre la personne et l'image qui déclenche la peur et, depuis cette position, travailler les sous-modalités de l'image afin de la rendre acceptable.

Voici un entretien au cours duquel une dissociation VK est utilisée.

Prendre ses distances avec les problèmes de dissociation VK

André apporte son aide à François, jeune étudiant. François présente sa difficulté de la façon suivante :

– Je ne peux pas sentir la prof d'histoire. Dès que je la vois, je me sens mal et cela va encore plus mal parce que j'aime l'histoire. C'est ce que j'ai choisi d'étudier et j'ai peur... Elle arrive à m'en dégoûter.

• Que se passe-t-il alors ?

– Quand elle m'interroge, je perds mes moyens. Elle a une façon de regarder qui fait peur !

• Tu as peur d'elle ?

– Oui, enfin non. En fait, j'ai peur qu'elle me ridiculise, qu'elle me mette en difficulté, parce qu'elle regarde fixement les étudiants quand on travaille en groupe. J'ai l'impression de ne plus rien savoir quand elle fait ça ! Pire, des fois, elle fait des réflexions pour se moquer.

• Qu'est-ce que tu voudrais pour le prochain cours d'histoire ?

– Je voudrais me sentir plus à l'aise, moins concerné par la prof et plus par le cours !

• Peux-tu aller dans tes souvenirs jusqu'à la dernière fois où tu as éprouvé ce malaise avec ta prof ?

François arrive très vite à un épisode récent, André calibre le comportement, puis interrompt l'évocation :

– Je vois que ce problème est facile d'accès ! Nous sommes ici ensemble pour arriver à trouver une solution.

François se détend, il sourit, André va lui donner un ancrage de confort :

• Très bien, François, tu te sens plus à l'aise ici ?

– Oui, tout va bien, je suis en sécurité !

• Concentre ton attention quelques instants sur ce sentiment de sécurité et donne-lui un nom ou un signe. Ce sera ton code personnel pour cet ancrage de sécurité, pense à t'en servir quand tu en auras besoin ! Maintenant que tu es ici avec notre groupe, installé confortablement, je vais te proposer un jeu de visualisation. Imagine-toi dans une salle de cinéma, tu as pris place au milieu, pas trop près de l'écran. Sur cet écran passe un film. Tu vas apprendre quelque chose d'important en regardant ce film. C'est la scène que tu as évoquée au début de notre entretien, tu es en cours, avec la prof d'histoire et elle te regarde, peut-être va-t-elle t'interroger...

– Pas terrible le film !, commente François.

• Oui, mais comme nous sommes bien entraînés toi et moi à travailler avec nos images mentales, je te propose d'en créer une nouvelle version... As-tu pensé que tu pourrais y ajouter une musique ?

– Oh là, c'est trop ! J'essaie avec une fanfare. Pas mal ! Du coup, je n'entends plus le cours ! Non, je vais faire autrement.

François essaie différentes sous-modalités visuelles et parvient à composer une image avec laquelle il se sent plus à l'aise.

• Peux-tu visualiser ce film dans sa nouvelle version ?

– Oui, c'est même assez drôle... Je garde ma fanfare pour la fin !

• Quand tu as regardé la nouvelle version, as-tu appris quelque chose ?

– En fait, j'ai rétréci la prof à la taille d'une petite fille ! C'était très drôle, cela voulait dire : « Ce n'est qu'un incident de parcours sans importance, je suis là pour travailler, pas pour jouer à me faire peur ! Je ne suis plus un gamin ! »

• Très bien, je te propose de terminer cet exercice ainsi : tu vas revenir à la version originale, mais cette fois, tu y participeras fort, de la connaissance que tu viens d'acquérir.

– Cela marche très bien. En fait, cela se fait tout seul. Je pense que je ne pourrai plus jamais avoir peur de cette prof...

• Revenons ici et maintenant, veux-tu faire une projection dans un futur proche ? Quand aura lieu ton prochain cours ?

– Demain, j'imagine déjà cela. Un vrai régal !

Au cours de cet entretien, nous avons permis à François de se placer à une distance confortable de sa difficulté. C'est une technique très puissante à appliquer quand la personne est tourmentée par une image négative, que celle-ci corresponde ou non à un fait réellement vécu. Dans le cadre de la relation d'aide, il est parfois nécessaire de la réaliser plusieurs fois, car des images réellement pénibles requièrent plusieurs séances.

Plan de la dissociation visuelle kinesthésique	
Étape 1	Identifier la difficulté, en faire une image mentale, puis donner un puissant ancrage de confort et de sécurité.
Étape 2	Expliquer l'exercice de visualisation dans lequel la personne se place dans la salle de cinéma pour visualiser le film de sa difficulté. Il faut renforcer le sentiment de sécurité et donner un second ancrage.
Étape 3	Tous les ancrages de sécurité étant activés, visualiser la difficulté, penser à arrêter cette visualisation à tout moment, si besoin est, pour renforcer les ancrages. Modifier les sous-modalités jusqu'à visualiser la difficulté dans son ensemble.
Étape 4	Cesser de travailler sur l'image et poser des questions pour identifier l'information contenue dans la scène.
Étape 5	Lorsque le message contenu dans la scène est bien compris, il devient une ressource. Il est alors possible de faire une nouvelle version de la scène. Expliquer que la personne spectatrice peut communiquer et venir en aide à cette représentation d'elle-même mise en scène dans la difficulté, soit par un dialogue, soit en prenant part au déroulement du film.
Étape 6	Expliquer que, maintenant, la personne peut se mettre à la place du projectionniste (si vous avez utilisé la métaphore du cinéma, comme dans l'exemple), pour intervenir éventuellement sur l'image, changer des sous-modalités si nécessaire.
Étape 7	Demander si, après ce travail, la difficulté semble en voie de résolution. Le dialogue permet en général de savoir s'il faut envisager de faire une nouvelle dissociation VK.
Étape 8	Quel que soit le vécu de la difficulté, expliquer que, maintenant le projectionniste va rembobiner le film et le ranger, c'est à la personne de lui indiquer où...
Étape 9	Si l'on estime que le travail de la séance a suffi, on peut passer à la projection dans le futur. Demander à la personne de visualiser un épisode où cette difficulté pourrait apparaître et de vérifier si les changements souhaités peuvent se mettre en œuvre.

Les petites différences entre le plan indiqué ci-dessus et l'entretien cité auparavant signifient simplement la nécessité d'adapter la
technique au cas particulier. Le plan donne des indications pour la
marche à suivre, il faut s'y tenir globalement sans hésiter à s'en écar-
ter quand c'est nécessaire. Si, par exemple, vous avez voulu travailler
une difficulté très lourde, il faudra établir des étapes… Vous devez
savoir aussi que les modifications des sous-modalités permettent de
reprendre le pouvoir sur ses propres choix, mais, tôt ou tard, il faudra
regarder la difficulté telle qu'elle se présente. La dissociation VK
permet de renforcer les ressources qui serviront à affronter les peurs.

Reconstruire sa perception d'un événement passé

L'arsenal de la PNL comprend une technique pour changer le sens
d'une expérience passée, quand celle-ci devient un fardeau dans le
présent. Cette technique est parfois désignée par l'expression inexacte
« changer l'histoire » ; le passé, par nature, demeure hors de portée
de tout changement, excepté dans les romans de science-fiction.
Ce que nous pouvons changer, en revanche, c'est notre perception
actuelle du passé. Les affinités entre souvenir et imagination n'ont
pas échappé aux philosophes de l'Antiquité, de même aujourd'hui
l'historien[10] doit-il se montrer prudent lorsqu'il décrit le passé !

Reconstruire sa perception d'un événement passé s'appuie sur
une compétence bien réelle. Nous avons tendance, avec le temps,
à sélectionner nos souvenirs. Certains se rappellent surtout des
événements agréables, d'autres non, mais tous modifient leur
perception du passé.

Cette technique concerne les problèmes qui prennent leur source
dans différents épisodes du passé et se manifestent dans le présent
par des comportements non désirés (peurs, sentiment de perte
de maîtrise ou de manque de choix). Elle se fonde sur le fait que

---

10. L'œuvre de Paul Ricoeur, *La Mémoire, l'histoire et l'oubli*, Seuil, 2000, pose les questions
qui interpellent le philosophe à propos de la transmission de l'histoire.

le temps nous a permis d'acquérir des ressources psychologiques dont nous ne disposions pas au moment où les difficultés se sont produites. Tout se passe comme si on avait transporté dans notre présent un comportement du passé qui n'a pas évolué et qui s'avère inadapté. Le but consiste alors à installer mentalement cette ressource dans les épisodes du passé, pour que le comportement non désiré cesse d'apparaître.

Reconstruire sa perception d'un événement passé	
Étape 1	Identifiez une émotion désagréable qui survient de temps en temps dans votre vie quotidienne. En concentrant votre attention sur ce que vous ressentez, utilisez cette sensation comme un guide. Laissez-la vous conduire vers des épisodes de votre vie où vous l'avez déjà ressenti.
Étape 2	Continuez ce voyage dans votre histoire, chaque fois que votre sensation vous conduit à un épisode, donnez-lui un nom. Cela va vous servir à les différencier les uns des autres.
Étape 3	Choisissez de trois à cinq épisodes, au cours desquels vous avez éprouvé ce sentiment négatif. Ils n'ont pas besoin d'être par ordre chronologique, classez-les par ordre d'intensité, du moins intense au plus fort.
Étape 4	Revenez à la situation « ici et maintenant », faites le point sur ce voyage dans votre histoire. Vu d'ici, quelles ressources dont vous disposez aujourd'hui vous auraient-elles été utiles pour gérer ces épisodes difficiles du passé ?
Étape 5	Quand vous avez trouvé une ressource qui vous semble utile, concentrez toute votre attention sur une situation dans laquelle vous avez disposé pleinement de cette ressource et faites un auto-ancrage en laissant un mot ou une image s'associer spontanément à la ressource. Ce sera votre signal pour la déclencher quand vous en aurez besoin.
Étape 6	Activez votre ancrage, puis allez explorer la situation du passé classée comme la moins intense. Votre perception change, votre ressource se modifie et se renforce. Continuez à explorer tous les épisodes du passé que vous avez classés. Au besoin, il vous faudra peut-être apporter quelques améliorations à votre ressource. Prenez le temps de le faire comme à l'étape 5.
Étape 7	Vous avez parcouru tous les épisodes du passé avec votre ancrage. Essayez de refaire ce voyage sans l'aide de cet ancrage. Ce sera une façon de vérifier que la technique a été efficace. Si, pour certains épisodes, cela ne produit pas l'effet souhaité, activez votre ancrage. Il faudra peut-être revoir la ressource ou simplement refaire l'exercice.

Plus vous progressez, plus vous progresserez vite. Au départ, vous explorez des sentiers inconnus, puis, avec un peu d'entraînement, ils se changent en d'agréables chemins.

Les trois techniques présentées dans ce chapitre s'adaptent aux registres sensoriels dominants. Le recadrage s'adresse aux personnes qui utilisent facilement leur dialogue intérieur et leur registre auditif. La dissociation VK convient particulièrement bien aux personnes visuelles, car elle requiert une certaine facilité de représentation sur ce registre. Enfin, la reconstruction d'une expérience passée est souvent préférée par les personnes à dominante kinesthésique. En effet, dans cette dernière technique, c'est la sensation qui sert de guide et ramène au souvenir les différents épisodes où elle s'est manifestée.

Récapitulons...

Au cours de ce chapitre, vous avez appris à :

* pratiquer le recadrage d'une difficulté ;
* faire une dissociation visuelle kinesthésique ;
* reconstruire votre perception présente d'un événement passé.

LEXIQUE

Les mots et expressions, termes techniques utilisés en PNL, sont présentés par ordre alphabétique.

Ancrage : association d'une information sensorielle avec un état intérieur. Le rappel de cette information sensorielle déclenche l'état intérieur et le comportement, même en dehors du contexte. L'ancrage est un conditionnement. En PNL, on cherche à associer des ancrages aux états de ressource, afin d'en disposer quand c'est pertinent.

Anthropologie : ensemble des sciences qui étudient l'homme, les cultures humaines.

Auditif : désigne à la fois le registre sensoriel utilisé et une personne dont le registre sensoriel dominant est auditif.

Carte du réel ou de la réalité : représentation mentale du monde qui détermine l'attitude que nous avons à son encontre. On utilise aussi les expressions : représentation de la réalité, représentation du monde, carte du monde.

Centré sur soi : la personne est surtout consciente d'elle-même, de son expérience, qu'elle évalue comme étant la plus intéressante.

Clés d'accès visuelles : mouvements involontaires des yeux traduisant l'utilisation d'un système de représentation sensorielle. Les clés d'accès visuelles sont un des modèles les plus connus de la PNL.

Cognitives (thérapies) : ce qui concerne la connaissance, son acquisition, son utilisation. Les thérapies cognitives sont fondées sur des apprentissages et des acquisitions de savoirs sur soi.

Communication : transmission d'informations entre personnes.

Comportement extérieur : désigne, en PNL, les différentes expressions et manifestations verbales et non verbales. C'est l'ensemble des informations comportementales accessibles dans la relation.

Congruence/incongruence : termes empruntés aux mathématiques et à la psychologie. On dit qu'une personne a un comportement incongruent quand elle exprime simultanément ou successivement des messages contradictoires.

Critères : désignent les références utilisées pour évaluer une situation, faire un choix, prendre une décision.

Croyances : généralisation permettant de construire un raccourci cognitif tendant à remplacer la perception directe des faits. Les croyances déterminent des systèmes de valeurs et des critères.

Déplacer les références : la personne est centrée sur elle, mais, en plus, elle fait comme si son expérience était valable pour tous les autres.

Développement personnel : épanouissement des potentiels humains.

Dialogue intérieur : décrit la pensée sous forme de conversation avec soi-même.

Dissociation visuelle kinesthésique : parfois appellée « modèle pour les phobies », cette technique permet, grâce à un travail de visualisation, d'apprendre à gérer, d'abord virtuellement puis dans la réalité, une difficulté même importante.

Distorsion : en tant qu'universel de modelage de l'expérience, la distorsion permet de réorganiser les éléments d'une expérience et d'en changer le sens.

Divination : terme utilisé en PNL pour caractériser l'attitude qui consiste à penser ou décider à la place des autres, comme si l'on pouvait lire dans leur esprit ; en anglais, *mind-reading*.

Dysfonctionnement : trouble, difficulté, problème…

Écologique (objectif) : un objectif est écologique, s'il s'intègre parfaitement aux différents contextes de la vie de la personne et que ses éventuelles conséquences désagréables sont évaluées.

Équivalences complexes ou comportementales : ces expressions désignent l'ensemble des signes traduisant un état intérieur ou un critère. Les équivalences complexes sont des représentations.

État désiré : c'est l'expérience que la personne souhaite atteindre en résolvant sa difficulté.

État intérieur : émotions, sensations vécues et non directement accessibles dans la relation.

État présent : c'est l'expérience de la personne, notamment lorsqu'elle vit un problème.

Ethnologie : science qui étudie les faits et les documents produits par les cultures humaines. Elle recouvre certains champs de recherche de l'anthropologie.

Excellence : mot à la mode dans les années 1970, aux États-Unis, pour qualifier les performances remarquables dans le domaine des affaires. Grinder et Bandler l'ont utilisé à propos des stratégies psychothérapeutiques.

Généralisation : universel de modelage de l'expérience. La généralisation permet de relever quelques aspects d'une expérience comme autant d'éléments pertinents, puis de comparer les similitudes et les différences avec d'autres expériences en n'utilisant que les quelques aspects relevés.

Gestalt-thérapie : technique de psychothérapie inventée par le Dr Fritz Perls visant à l'accomplissement de la personne par la connaissance de soi, la compréhension de son histoire et des enjeux relationnels.

Hypnose, hypnothérapie : forme de fonctionnement de la conscience, différent de l'état de veille et du sommeil. Le phénomène, connu de très longue date, a été utilisé dans différentes perspectives, notamment la thérapie.

Intelligence émotionnelle : cette expression désigne l'aptitude plus ou moins développée d'utiliser à bon escient ses émotions dans des situations d'épreuves, de compétition et dans ses relations privées et professionnelles.

Kinesthésique : désigne les représentations sensorielles tactiles, les sensations internes, les sensations de mouvement. Ce terme, utilisé comme nom, désigne une personne dont le registre sensoriel dominant est kinesthésique.

Locuteur : terme utilisé en linguistique, en psychologie, en communication, pour désigner la personne qui parle.

Management : gestion des entreprises et de ses acteurs dans des perspectives d'efficacité économiques et humaines.

Menu d'influence : outil basé sur l'utilisation du langage et fondé sur l'utilisation des présupposés de la conversation.

Métamodèle pour le langage : ensemble de techniques de repérage et d'exploration destiné à clarifier les ambiguïtés du langage relatives à l'action des omissions, généralisations et distorsions.

Métaphore : procédé visant à provoquer un changement en construisant une situation dont la structure est similaire à celle de la difficulté, mais qui offre une alternative positive au lieu de continuer à entretenir le problème. Les métaphores utilisées en PNL ont généralement la forme d'une anecdote, d'une histoire, d'un conte.

Modèle : ensemble fait de comportements, états intérieurs, processus internes, particulièrement adaptés à un objectif.

Modéliser : cela signifie que, à partir de l'observation, on accède à l'organisation stratégique d'un comportement, c'est-à-dire le « comment ». On modélise en relevant des éléments et en les assemblant en un tout cohérent.

Nominalisation : terme liguistique désignant le processus qui conduit à transformer un verbe en nom. En PNL, le sens de nominalisation s'étend aux mots désignant des choses abstraites.

Objectif : il s'agit du résultat d'un processus, d'un travail sur soi, de la mise en œuvre d'un effort dirigé vers un but explicite. La PNL énonce des règles pour définir les objectifs avec précision. On rencontre aussi l'expression « objectif non désiré » appliquée à l'échec d'une tentative.

Omission : en tant qu'universel de modelage de l'expérience, l'omission permet de faire l'impasse sur certaines données supposées déjà connues ou non pertinentes avec l'action en cours.

Opérateurs modaux : les verbes « pouvoir », « falloir », « devoir », « vouloir » et leurs synonymes.

Organisation de l'attention : cette expression met l'accent sur le champ d'intérêt spécifique au cours d'une situation de communication et définit quatre types d'organisation de l'attention.

Organisation simultanée : situation dans laquelle la personne est consciente à la fois de ses propres références et de celles des autres.

Permuter les références : la personne adopte pour elle-même les références de quelqu'un d'autre.

PNL : programmation neurolinguistique.

Présupposé : ce qui doit nécessairement exister pour justifier le fait observé.

Processus interne : traitement des éléments de l'état intérieur.

Psychologie : étude scientifique des phénomènes de l'esprit, de la pensée des êtres vivants.

Psychothérapie : thérapeutique utilisant des moyens psychiques et non pharmaceutiques.

Recadrage : technique d'action qui consiste à changer la perception d'un problème. Le recadrage fait ressortir une perception différente du problème permettant d'accéder à des solutions étant demeurées masquées auparavant.

Reconstruire sa perception d'une expérience passée : technique dont le but est d'intégrer dans le présent l'existence d'une expérience passée, sans que le souvenir de celle-ci puisse constituer un problème dans le présent.

Représentation sensorielle : résultat du codage d'une perception sensorielle, ce que nous percevons avec nos sens est mis en mémoire sous forme de représentations. Pour désigner la représentation sensorielle dominante, on utilise aussi l'expression « registre sensoriel ».

Ressource (état de) : dispositif psychologique (état intérieur, processus internes, comportement extérieur) adapté à une situation donnée.

Résultat non désiré : euphémisme signifiant « échec » ! Voir Objectif non désiré.

Sous-modalités sensorielles : il s'agit des différentes caractéristiques des représentations sensorielles.

Stratégie : enchaînement d'étapes dans un processus, comme une prise de décision ou un apprentissage.

Stratégie d'investigation des objectifs : stratégie d'exploration des objectifs et aussi en jargon « stratégie d'objectif » : ces trois expressions désignent le processus et les règles de la PNL pour obtenir, d'une part, une définition précise de l'objectif et, d'autre part, la validation de sa faisabilité et de sa compatibilité avec les facteurs psychologiques et relationnels.

Système de représentation sensorielle : désigne l'ensemble des signes traduisant l'utilisation d'une représentation sensorielle, notamment les représentations elles-mêmes et leurs différentes expressions dans le comportement, le langage, les messages non verbaux.

Universels de modelage de l'expérience : expression provenant du vocabulaire de la psycholinguistique, désignant les processus qui contribuent à façonner nos cartes de la réalité ou représentations du monde. Il y a, selon la PNL, trois grandes catégories d'universels de modelage de l'expérience : omissions, généralisations, distorsions.

VAK : abréviation pour les représentations Visuelle Auditive Kinesthésique.

VAKO : même abréviation que pour VAK, le O final désigne les représentations Olfactives et Gustatives.

Valeurs (systèmes de) : catégories d'ensemble des critères.

Visuel : désigne le registre sensoriel utilisé ; une personne peut s'exprimer dans un registre sensoriel visuel. Le mot « visuel » utilisé comme un nom désigne aussi une personne dont le registre sensoriel dominant est visuel.

BIBLIOGRAPHIE

Bandler Richard, *Un cerveau pour changer*, InterÉditions, 1990.

Bateson Gregory, *Vers une écologie de l'esprit*, éd. du Seuil, 1977.

Cameron-Bandler Leslie, Lebeau Michael, *The Emotional Hostage*, San Rafael, Futur Pace Inc, 1986.

Cardon Alain et coll., *L'Analyse transactionnelle*, Éditions d'Organisation, 1983.

Cudicio Catherine, *Comprendre la PNL*, Éditions d'Organisation, 1985.
Maîtriser l'art de la PNL, Éditions d'Organisation, 1987.
Développement personnel : *le guide*, Éditions d'Organisation, 1993.
Déchiffrez votre moi, le code existentiel, Éditions d'Organisation, 1995.
Couple et communication, Éditions d'Organisation, 2000.

Cyrulnik Boris, Etchelecou B., *Les Nourritures affectives*, éd. Odile Jacob, 1973.

Erickson Milton, *L'Hypnose thérapeutique*, éd. ESF, 1986.
Les Philosophes taoïstes, Paris, Bibliothèque de la Pléiade, éd. Gallimard, 1980. Édition présentée par Etiemble (lecture, avant-propos, préface, bibliographie).

Garibal Gilbert, *Les Trucs anti-trac*, Éditions d'Organisation, 2002.

Gawain Shakti, *Techniques de visualisation créatrice et La Visualisation créatrice*, éd. J'ai Lu, 1999.

Hawking Stephen, *Une brève histoire du temps*, éd. Flammarion, 1990.

Herrigel E., *Le Zen dans l'art chevaleresque du tir à l'arc*, éd. Dervy Livres, 1970.

Houston Jean, *Mind Games*, Le Jour éditeur, 1983.

Janov Arthur, *La Thérapie primale*, éd. Flammarion, 1979.

Laing Ronald, *Nœuds*, éd. du Seuil, 1979.

Lewin Roger, *La Complexité, une théorie de la vie au bord du chaos*, InterÉrditions, 1994.

© Groupe Eyrolles

Maslow Abraham, *Motivation and Personality*, New York, Harper and Row, 1954. *The Psychology of Science*, New York, Harper and Row, 1966. *Vers une psychologie de l'être*, éd. Fayard, 1972.

Meyer Richard, *À chaque jour suffit son bonheur, l'humain et ses trois dimensions : affective, sociale et créative*, éd. Le Coudrier/ Somatothérapies, 1994.

Nathan Tobie, *L'Influence qui guérit*, éd. Odile Jacob, 1994.

Nimier Marie, *De l'Hypnotisme à la portée de tous*, éd. Gallimard, 1992.

Perls Fritz, *Rêves et existence en Gestalt-thérapie*, EPI, 1972.

Prod'Homme Gilles, *Le Développement personnel, c'est quoi ?*, coll. « C'est la vie », InterÉditions, 2002.

Testart Jacques et Godin Christian, *Au Bazar du Vivant*, coll. « Points virgules », éd. du Seuil, 2001.

Robbins Anthony, *Pouvoir illimité*, coll. « Réponses », éd. Robert Laffont, 1989.

Rogers Carl, *Le Développement de la personne*, éd. Dunod, 1977. *Conjoint Family therapy*, Palo Alto, Science and Behaviour Books, 1964.

Satir Virginia, *People Making*, Palo Alto, Science and Behaviour Books, 1972.

Schultz Joannes Heinrich, *Le Training autogène*, Presses Universitaires de France, 1977.

Stewart Ian, *Dieu joue-t-il aux dés ?*, éd. Flammarion, 1992.

Suzuki Daisetz T, *Essais sur le bouddhisme zen*, éd. Albin Michel, 1972.

Tal Shaller Dr., *Réalisez vos rêves par la pensée positive*, éd. Marabout, 1999.

Turner Charles Hampden, *Atlas de notre cerveau*, Éditions d'Organisation, 1990.

Watzlawick Paul, *Le Langage du changement*, éd. du Seuil, 1980. *Faites vous-même votre malheur*, éd. du Seuil, 1984.

White Kenneth, *Une Apocalypse tranquille*, éd. Grasset, 1985.

Wikin Yves, *La Nouvelle Communication*, éd. du Seuil, 1981.

TABLE DES EXERCICES

Dépôt légal : Février 2015

Imprimé en France

www.ingramcontent.com/pod-product-compliance
Lightning Source LLC
Chambersburg PA
CBHW060453280326
41933CB00014B/2740